臧俊岐 编著

皇家宫廷中的保健秘方

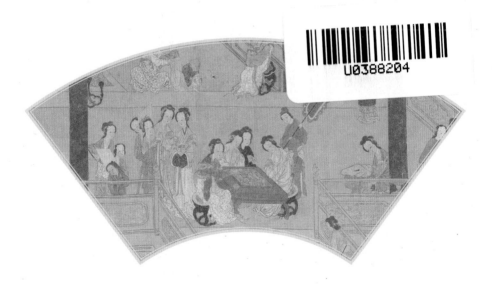

黑龙江科学技术出版社

图书在版编目（CIP）数据

皇家宫廷中的保健秘方 / 臧俊岐编著 . -- 哈尔滨：
黑龙江科学技术出版社 , 2019.1
ISBN 978-7-5388-9871-2

Ⅰ . ①皇… Ⅱ . ①臧… Ⅲ . ①验方 – 汇编 – 中国 – 古
代 Ⅳ . ① R289.5

中国版本图书馆 CIP 数据核字 (2018) 第 219787 号

皇 家 宫 廷 中 的 保 健 秘 方

HUANGJIA GONGTING ZHONG DE BAOJIAN MIFANG

作　　者	臧俊岐
项目总监	薛方闻
责任编辑	闫海波
策　　划	深圳市金版文化发展股份有限公司
封面设计	深圳市金版文化发展股份有限公司
出　　版	黑龙江科学技术出版社

地址：哈尔滨市南岗区公安街 70-2 号　邮编：150007
电话：（0451）53642106　传真：（0451）53642143
网址：www.lkcbs.cn

发　　行	全国新华书店
印　　刷	深圳市雅佳图印刷有限公司
开　　本	723 mm × 1020 mm　1/16
印　　张	12
字　　数	150 千字
版　　次	2019 年 1 月第 1 版
印　　次	2019 年 1 月第 1 次印刷
书　　号	ISBN 978-7-5388-9871-2
定　　价	39.80 元

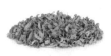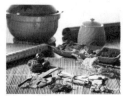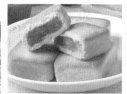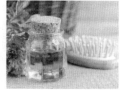

PREFACE 序言

　　在过去中国两千多年的封建社会里，万物皆备于皇室。在医疗保健方面，太医院无疑聚集了当时最著名的医生，如汉代名医华佗、张仲景，三国两晋南北朝时期的名医王叔和、吕博，隋唐五代时期的名医孙思邈、巢元方，宋代的名医钱乙、刘翰，辽、金、元时期的名医王安仁，明代名医龚廷贤、徐春甫及著名药物学家和医学家李时珍，清代名医吴谦、徐大椿、刘裕铎……无一不是名噪朝野的大医学家。这些杰出的医学家、药学家，往往是先在社会上悬壶济世，取得丰富的医疗经验后，才被推荐、被召进太医院当御医。

　　这些名老中医博采众长，孜孜以求，把朝野医疗经验集中起来，去芜存菁，摄其精华，服务于皇室，自然积累了宝贵的医疗保健经验，在诸多方面都有"起死回生"妙招。毫无疑问，中国封建社会的太医，是中医中的佼佼者，是中医的杰出代表。

　　中国历代太医院虽然积累了丰富的养生经验，但因种种原因，使它不能走出深宫秘室为人民大众服务。首先是这些宝贵的医学遗产长期深锁宫禁，并遭受不同程度的损失，也只有少数医生做过一些整理研究，整理和研究过后又基本上束之高阁，一直不为大众所知晓。另一个重要原因是，朝野更替，战乱纷纷，很多历史典籍被遗落或破坏。这样一来，历代太医院在养生方面的宝贵经验就被忽视、被埋没，甚至被歪曲、被排斥。我们完全有必要对这笔医学财富进行系统的梳理和传播，进而进行挖掘、研究和应用，让这些沉睡了千百年的医疗养生经验重新焕发其优势和特长，以丰富现代医疗养生的经验。

　　《皇家宫廷中的保健秘方》是以皇家人物疾病防治为主线，以讲故事的形式展开，通过多层次多侧面的剖析，尽量把养生的道理讲得明白一些、透彻一些，并力求多透露一些"秘方""绝招"，增强其实用性，以满足读者的需要。

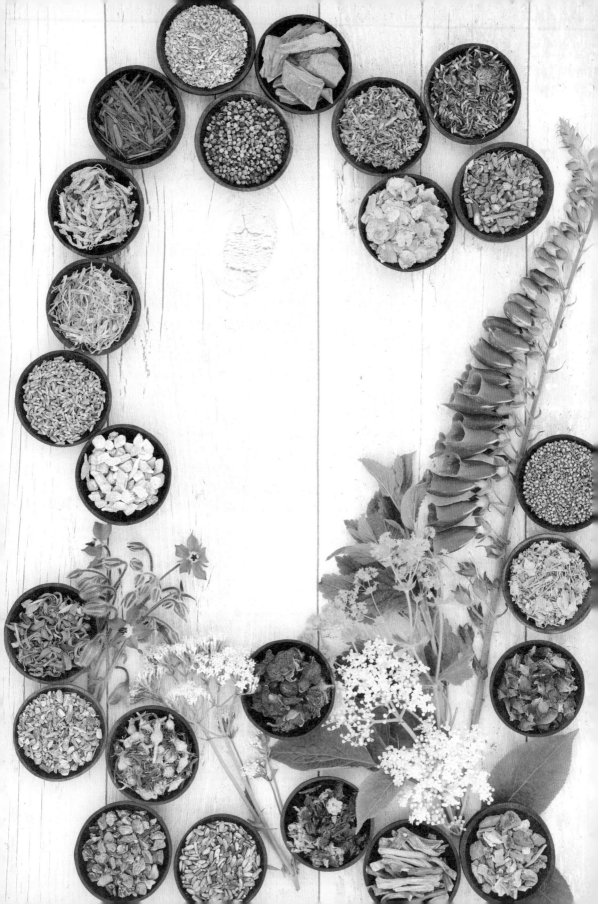

CONTENTS 目录

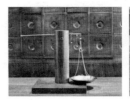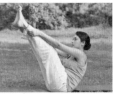

01 PART 皇家宫廷中的"养生"之道

002　01 伏羲、炎帝、黄帝的传说

003　02 早睡早起，与鸡俱兴

004　03 头为人元，健康养生要从"头"开始

006　04 健康养生食为先

008　05 古代养生的禁忌

010　06 宫廷太医院的药食疗法

012　07 清朝皇帝：不嗜烟酒，喜吃野菜杂粮

014　08 长寿，求诸内在的心态是关键

016　09 皇家温泉坐汤，兴盛于唐玄宗和杨贵妃

018　10 康熙帝常陪祖母到温泉"坐汤"

019　11 清代皇室通用的四个洗药方

020　12 乾隆年间，御医到民间"种痘"

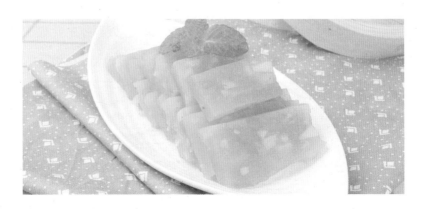

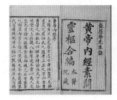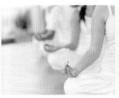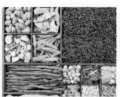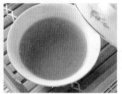

02 PART 中医典籍中的养生智慧

022 01 《黄帝内经》，中医养生的源头

023 02 《黄帝内经》概述的四种长寿之人

024 03 主宰一切的"君王"——心

025 04 勇武忠心的"将军"——肝

026 05 受纳和布化的"仓官"——脾胃

028 06 辅佐着君主的"良臣"——肺

029 07 藏精纳气的作强之官——肾

030 08 《本草纲目》的养生智慧

032 09 自然养生胜过吃千万补药

034 10 养生就是养气血

036 11 春季，让身体与阳气同步"生发"

037 12 夏季阳气易耗，注意"蓄阳"

038 13 秋季阳气"收敛"，滋阴润燥是关键

039 14 冬季阳气"收藏"，健康养生要做好

040 15 养生贵在气血和畅

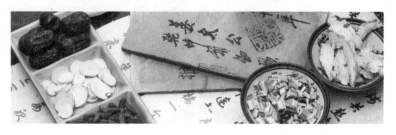

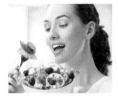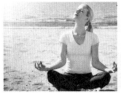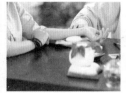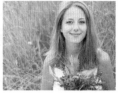

03 PART 古代"五行体质"保健养生

042　**01 木行体质：保肝护胆，平心静气**

042　木行体质——最易患内分泌系统疾病

043　养生要点：少生气，不熬夜

044　木行体质用药方

045　**02 火行体质：通脉养血，益气安神**

045　火行体质——易患心脑血管系统疾病

046　养生要点：多运动，心态好

047　火行体质用药方

048　**03 土行体质：健脾和胃，调畅气机**

048　土行体质——易患消化系统疾病

049　养生要点：养脾胃，注意饮食

050　土行体质用药方

052　**04 金行体质：调理肺气，润肠排毒**

052　金行体质——易患呼吸系统疾病

053　养生要点：防感冒，多预防

054　金行体质用药方

056　**05 水行体质：养肾固元，通利小便**

056　水行体质——易患泌尿系统疾病

057　养生要点：不憋尿，护脊柱

058　水行体质用药方

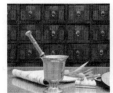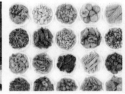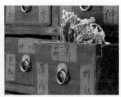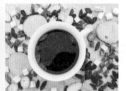

04 PART 天然仙草，皇家宫廷中的明星药材

060　柴胡　　感冒发热，药到病除

061　人参　　大补元气的要药

062　桂圆　　养心安神又味美

063　车前子　让小便畅通无阻

064　熟地黄　补血的救星

065　茯苓　　能泻能补养身形

066　苦杏仁　补肺润肠止咳快

067　山药　　益气补脾当仁不让

068　黑芝麻　身面光泽耳无疾

069　枸杞　　药食两用的佳品

070　百合　　养阴润肺安心神

071　桂枝　　发汗解肌，温经通络

072　桔梗　　宣肺利咽，清痰排脓

073　巴戟天　补肾助阳，祛风除湿

074　当归　　调经止痛，润燥滑肠

075　甘草　　十方九草，调和诸药

076　决明子　明目通便的好帮手

077　菊花　　清热明目，疏风解毒

078　乌梅　　生津止渴的救星

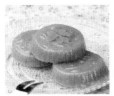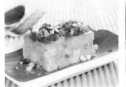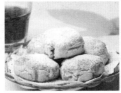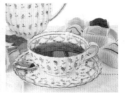

05 PART 皇家饮食调养秘方

080	01 八仙糕	094	08 代茶饮方
082	02 屠苏酒	096	09 马蹄糕
084	03 锅巴粥	098	10 桂花糕
086	04 生脉散	100	11 孝感麻糖
088	05 茯苓糕	101	12 沙苑蒺藜茶
090	06 灵芝鸡汤	102	13 其他皇家饮食方
092	07 五味子膏		

06 PART 沉鱼落雁，宫廷佳丽的养颜秘方

110	01 冬瓜仁美白术
112	02 柠檬，让肌肤水嫩
114	03 金朝宫女们的祛斑方
115	04 杏仁让肌肤晶莹剔透
116	05 玉竹，奉为美容佳品
118	06 樱桃，让女人水润光鲜
120	07 枸杞，让女人水嫩白皙
122	08 一天吃三枣，终身不显老
124	09 做水嫩的"豌豆公主"
126	10 银耳——平民燕窝

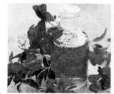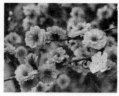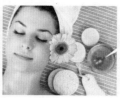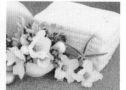

128　　11 补水嫩肤，吹弹可破

129　　12 手是女人第二张脸

130　　13 猪蹄，最能紧致肌肤

132　　14 肌肤问题用玫瑰解决

134　　15 南瓜，补中益气佳品

136　　16 清热祛痘就找金银花

138　　17 秋季，享受宫廷养颜奶浴

140　　18 古代美女的瘦身秘方

142　　19 四物汤，让你面若桃花

144　　20 枇杷，润肺养颜的首选

146　　21 猕猴桃，还你清秀的脸

07 PART 《红楼梦》中呈现的养生方

148　　《红楼梦》中的养生智慧

150　　贾母夜宵"杏仁茶"

152　　风干栗子栗粉糕

154　　贾母夜宵鸭肉粥

156　　贾母进补蒸羊羔

158　　黛玉咳嗽吃燕窝

160　　油腻腻的蟹肉饺

162　　油盐炒的枸杞芽

164　　消食火腿鲜笋汤

166　　宝玉袭人吃松瓤

168　　进上清露宝玉尝

170　　宝玉送荔枝表深情

172　　姑娘们吃菱粉糕

174　　老太太喜吃鹌鹑

176　　凉凉酸酸拌黄瓜

177　　贾母受用野鸡汤

178　　宝玉要喝酸梅汤

180　　人乳拌和茯苓霜

182　　宝玉生日饮黄酒

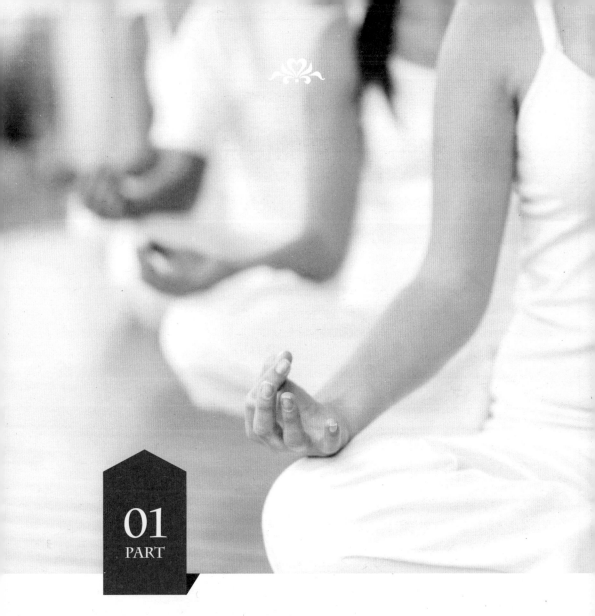

皇家宫廷中的"养生"之道

博大精深的皇室养生经验，不仅蕴藏在历朝历代的太医院中，也蕴藏在浩如烟海的古代文史、科技书籍之中；中医养生既寓于源远流长、汗牛充栋的中医典籍，也寓于中华民族深厚的文化哲学思想之中。为了较为全面地深刻了解中国历代皇室养生经验，有必要挖出历代养生经验的背景和全貌。

伏羲、炎帝、黄帝的传说

1 太昊伏羲氏

　　伏羲华夏民族人文先始，风姓，在后与太昊等诸神合并，被后世朝廷官方称为"太昊伏羲氏"。他生下来就圣贤明德，并顺应天意而为王，是万世帝王的先贤；他在东方，以上天生育草木之德称王，是苍精之君。他根据天地阴阳变化之理创建了八卦。他还创造了文字，代替了以往用结绳来记录政事的方法。他建立五常，订立了五行，摆正了君臣之间的关系，明确了父母子女之间的关系，区分了夫妻之间的地位，制订了婚嫁的制度。他还建造屋舍，结绳为网教人们捕鱼打猎，役使牛马来驾车，让它们即使负载沉重也可以到达远方。他取纯色牲畜来供祭祀用，因此大家称他为伏羲氏。

2 炎帝神农氏

　　神农是姜姓的始祖，是烈山氏的后人。他生下来就圣贤明德，以火德接替木德，位在南方，因其是火德，称为赤精之君。当时，人们食百草、饮生水、采摘各类树木上的果实、吃螺蚌的肉，因此经常得病。炎帝为了求得可以食用又不会损害身体的食物，尝遍了百草，栽种五谷，用来让百姓以之为食。每天中午的时候，安排百姓交易货物，互通有无。他还研制了陶器，冶炼金属，造斧头，制作各种农耕工具，教百姓耕种庄稼，因此被尊称为神农。神农建都曲阜。

3 黄帝轩辕氏

　　轩辕是姬姓的始祖，有熊部落首领少典的儿子。他生下来就有神奇的本事，年少时就思维敏捷、聪明能干，长大成人之后立即登上了王位。黄帝以土德为王，为黄精之君，因此被称为黄帝。建都涿鹿，接纳上天给予的河图，观察日月星辰的运行迹象，编写了天文学方面的书籍。黄帝命令史官探寻五行的秘密，占卜北斗七星的方位，开始了干支纪年；下令制作历法、制定度量衡规制、创建音律制订医方。此外，他还制作衣冠来区分身份的高低贵贱，制造兵器，建造舟车，划分州郡。

早睡早起，与鸡俱兴

中医经典《黄帝内经》在论述"四季养生"问题时，强调人要"早卧早起，与鸡俱兴"，即天黑了就睡，鸡叫了就起。古代人基本没有夜生活，也没有钟表，过着"日出而作，日落而息"的日子，且大都有早睡早起、"与鸡俱兴"的习惯。普通人如此，皇帝们也不例外。

据清宫医案记载，乾隆帝坚持早睡早起，起居十分规律。并且早晚都坚持散步，早晨从同乐园步行到永日堂拜佛，拜佛后再从同乐园码头步行到前码头，又从九州清宴步行到金鱼池等地，转一大圈。晚饭之后，常由太监引领巡游到福海和长春园。夏日晚上，常乘船游于水上。冬季则乘冰床，在如镜的冰面上让人拉着疾驰，以锻炼身心，磨炼意志。乾隆还喜欢赏花、观鱼、喂鱼。所有这些，都无疑增进了他的健康，陶冶了他的情操。

那位曾两度"垂帘听政"，实际统治中国48年之久的慈禧太后——叶赫那拉氏，也以坚持散步等方法锻炼身体。据说，她平日天不亮就起床，每天很晚才用膳，即所谓"宵衣旰食"。晚膳之后，常由她的心腹太监李莲英等人陪伴，在寝宫前后信步巡游，直到二更时分方入宫就寝。她经常带着大队人马到颐和园昆明湖西面的田庄及玉带桥边散步，有时还在桥下划船作乐，或乘龙舟游览湖心岛，或爬上272个台阶的排云殿，到达万寿山顶饱览湖光山色。

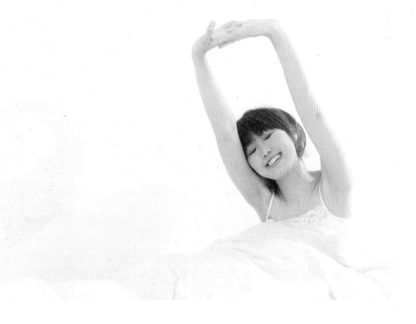

头为人元，健康养生要从"头"开始

头为人元，也就是人之首，是人的司令部。人要想长寿，就要从"头"开始，保护好头部的各个器官，健康长寿就可以开个好头。历代养生家非常重视对头部的保养，并把它作为健康长寿的重要措施之一。

1 大脑

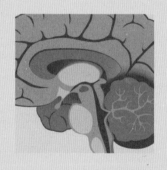

大脑是全身耗氧量最大的器官，占人体总耗氧量的四分之一，因此氧气充足有助于提高大脑的工作效率，保持高度的注意力。用脑时，需特别注重学习、工作环境的空气质量。大脑百分之八十以上是由水构成的，大脑所获取的所有信息都是通过神经元细胞以神经电流形式进行传送，而水是神经电流传送的主要媒介。在读书或做功课前，先饮一至两杯清水，有助于大脑运作。此外，听听舒缓的音乐，对大脑神经元细胞代谢十分有利；与朋友或者陌生人聊天也会促进大脑的发育和锻炼大脑的功能；多读书、多看报，不是用书来消遣时间，而是让你的大脑愈加丰富起来；观察周围的事物，并注意及时往大脑中储存信息，然后加以记忆，活跃思维。

2 头发

发为血之余，而经常梳发则有益于促进头部血液循环，增加头发的营养，对防治白发、脱发、斑秃均有一定效果。此外，梳发还是治疗失眠、眩晕、心悸的辅助手段。

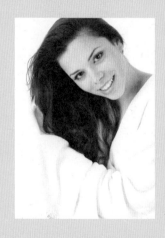

方法：先搓手掌至掌心发热，再以手由前额开始梳上去，经后脑梳回颈部，梳时手指要紧贴头皮，反复这样梳发5～8分钟不等，以舒适为度，当头皮有热、胀、麻的感觉时即可停止。梳发宜在早晨进行，入睡前不宜梳发。

3 面部

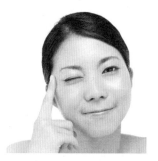

经常用双手按摩面部，可促进血液循环，增加机体的抵抗力，还可锻炼面部肌肉，减少面部皱纹的产生。

方法：双手搓热后从额头中间向两侧沿发际向下至下巴，再由唇角沿鼻翼两侧向上至额中央，来回轻轻按摩，做 20～30 下。最好每天早中晚各 1 次。

4 眼睛

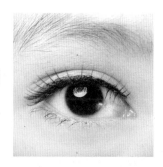

我们平常养护眼睛就是闭上眼睛休息一下，但仅仅闭目养神是不够的，应坚持有意识地锻炼。

方法：合眼，然后用力睁开眼，眼珠转圈，望向左、上、右、下四方；再合眼，用力睁开眼，眼珠转圈，望向右、上、左、下四方。重复 3 次。此套动作可提高视力，对防治近视和老年眼病有很好效果。

5 耳朵

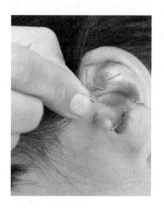

中医认为，耳为肾之外窍，是全身经络汇集之处。经常按摩耳部可疏通经络、调理脏腑、增强听力，达到养生目的。

方法：拉耳，每天用右手绕过头顶，向上拉左耳 14 次，再换左手同样拉右耳，每天数次；按摩耳，双手掌摩擦发热后向下按摩两耳正面，再向上反折按摩耳背面，反复 5～6 次；扫耳，以双手把耳朵由后向前扫，这时可听到嚓嚓声，每次 20～30 下，每天数次。

6 鼻子

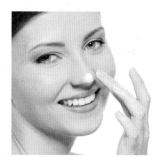

按摩鼻部可以疏通经络，增强局部气血流通，大大加强鼻子的耐寒能力，预防感冒和缓解鼻塞、流鼻涕等症状。

方法：用两手拇指外侧相互摩擦，在有热感时，沿鼻梁、鼻翼两侧上下按摩 30 次左右。再按摩鼻翼两侧的迎香穴 15～20 次，每天可做 2 回。

健康养生食为先

养生的智慧是未病先防，并且是以食补为先。所以饮食养生由古至今都最为重要、最贴近生活、最容易掌握和实施的养生法，《本草纲目》中记载："饮食者，人之命脉也，而营卫以赖之。"但此法需要的是时间、精力和智慧。掌握好饮食养生的方法和规律，并付之于行动是我们健康生活、颐养天年的秘诀。

现在人生活压力都比较大，若是健康出现了问题，无疑是雪上加霜，生病了花钱是小事，既耽误了时间也损伤了身体。其实很多疾病我们的祖先就已经帮助我们寻找到了解决的良方，而那些可怕的现代病，也一样能够预防，一样可以从生活里赶走它们。吃已经不再是个低级的问题了，吃得好，是基础；吃得对，才是大智慧。因为，从吃这个方面来讲养生，是非常根本的，是抓得住的最本质的。甚至可以说，只要我们吃得对，我们就可以不生病！

古往今来，健康、幸福、长寿一直是人们所要追求的，但是无数的偏方、验方、秘方、仙方试过了；无数的滋补品、保健品用过了，都收效甚微，或者适得其反。那么，问题在哪里呢？健康长寿怎样得来呢？这就带来一个

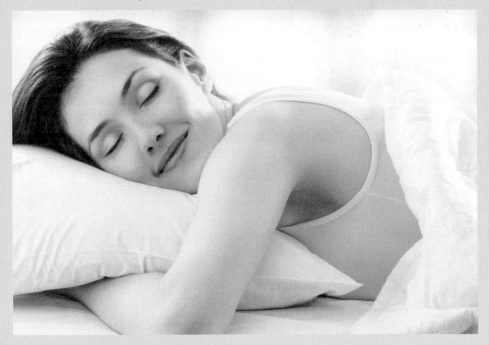

问题，为什么物质丰富了，吃穿不愁了，生活小康了，但心脑血管病、糖尿病、肿瘤等疾病反而增多了，发病年龄也提前了？许多人即使未得病，也是处于亚健康；即使不属于亚健康，心情也是灰蒙蒙的。特别是儿童肥胖、高血压，患了成人病；青年动脉粥样硬化、血栓形成，患了老年病。提前得病，提前衰老，"亚健康"倒成了普遍现象、流行病。

每个人的健康与寿命长短60%取决于自己，无论从什么角度上来说，其实人完全可以是自身健康的规划者。

健康长寿的关键是健康的生活方式，但是要长期维持健康的生活方式是比较困难的。可以从日常生活习惯、一日三餐饮食等方面着手，改变生活方式，享受健康生活。

一个人的健康状况和寿命是遗传因素、环境因素和偶然因素相互作用的结果，因此健康的生活方式不可能保证每一个人都健康长寿，但是在目前，却是保证大多数人健康长寿的最可靠的途径。都说颐养天年，多大岁数才能称为"天年"呢？《黄帝内经》说："上古之人，春秋皆度百岁乃去，而尽终其天年。"早在几千年前，充满智慧的中国人就能按照自然界的运行规律来推演人的一生了。

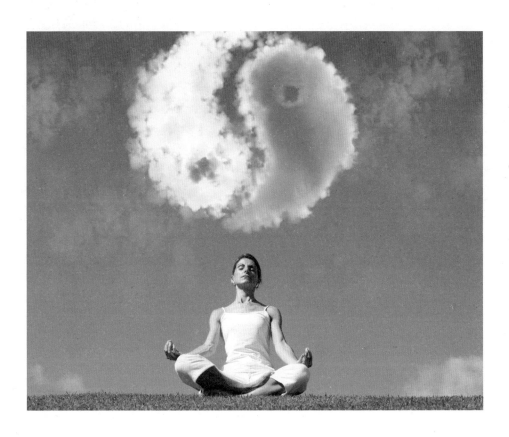

古代养生的禁忌

上古时代的人能参透生命规律，他们常常效法于阴阳，顺从于气数命运，饮食多有节制，就寝和起床也保持着良好的习惯，不会刻意地透支体力去劳作，因而他们能够长寿。现在很多人却不是这样的，他们就寝和起床毫无规律可言，饮食不懂得节制。他们总是过于重视感官上的享受，追求各种味道的刺激，既不懂得万物都要适中的道理，也不懂得保持精气的充足饱满，因而现在很多人在 50 多岁就会显现出衰老的症状。

寻求平安无恙、安逸快乐的养生之道，只有一个办法，那就是平日里注重保养。而最好的保养方法，就是要懂得万物都应该适中的道理。如果一个人懂得了这个道理，他就不会因

为时令未到而气候先期到来而染病，也不会因为时令已到而气候未到而染病。春夏秋冬，四个季节阴阳有别，人身上很多疾病的产生，都是由于过多或过早吃一些不应季的东西，身体不能适应变化而导致的。因此，懂得养生的人，既不会出现过度消耗的弊端，也可以保养自己的元气。因而懂得服食汤药的人，不如懂得保养的人；不懂得保养的人，肯定不如懂得服食药材的人。

懂得摄取生命所需养分的人，饮食清淡，思虑不多，节制各种欲望，戒除喜怒无常的毛病，珍惜自己的精元。常常注意养护自己的五脏，不过多地劳神，也不做过重的体力劳动。如果思想和肉体都能够得到平静和安

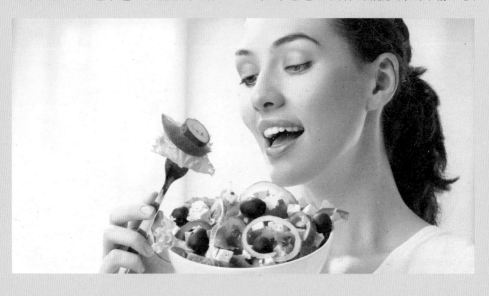

定，又怎么会受到疾病的侵袭呢？因此懂得调养精神情志和道德修养的人，总是会在饥饿之后再吃饭，而且不会吃得太饱；干渴之后再喝水，也不会喝得太多。

人应该少食多餐，不应该一顿吃得太多，而且既不能暴饮暴食，又不能饿着不吃饭——吃得太饱会伤及肺脏，而饥饿则会伤害到元气。如果吃得太饱，就不要马上去睡觉，否则容易染上各种疾病。一旦吃了热腾腾的食物出了满身汗，一定不要被凉风吹到，如果吹了凉风，就会出现痉挛、

头痛、眼睛干涩、嗜睡等症状。特别是在晚上，不仅不能吃得太饱，而且睡觉的时候要特别注意让自己不要被风吹到。

古人有句话说得特别好："要到空旷的地方去做事的人，早上不可以不吃东西而空着脾胃，夜晚不得进食太多而感到肠胃不舒服。"其实不仅仅是要到空旷地方去的人，所有人都应该避免早上空着脾胃。古人还有这样一句话也说得很好："面一定要煮烂，肉一定要煮软，少喝酒，最好单独一人睡觉。"

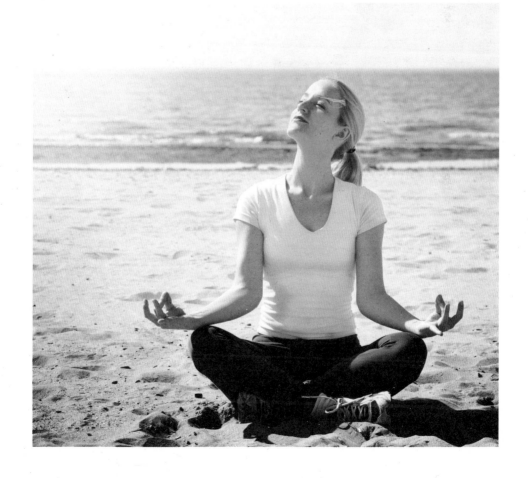

宫廷太医院的药食疗法

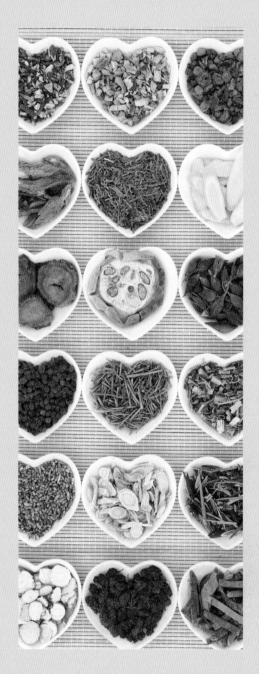

中医历来强调"药食同源"，认为"药补不如食补"。在上古时代，关于"神农尝百草"的传说，就反映了华夏先祖们对食物和药物功用的艰苦探索。据统计，历代流传下来的食物疗法专著，就达300多部。"药食同源"理论认为，不少食物同时也是药物，同药物一样具有防病治病的功能。因此，在中医药学中，药物和食物很难分离，许多药物也是食物，许多食物也是药物，只是食物的不良反应小或没有不良反应，而药物的不良反应大一些而已。

"王天下者食天下"。在清代宫廷，统治阶级"食不厌精，脍不厌细，万物皆备于我"，御膳桌上不乏各种美味佳肴。但为了健康长寿，他们也强调饮食疗法，主张清淡，提倡"五谷为养，五果为助"，从而促进了饮食疗法的发展。

在清代宫廷中，饮食和药饵都是养生手段，是养生学的重要材料部分。清代十二帝中，应该说乾隆帝最懂饮食疗法、最懂养生之道，因而也最长寿。乾隆十二年，在皇上的一张晚膳单中，除备有燕窝、鸭肉、鹿脯丝、烧狗肉、祭祀猪羊肉等肥甘厚味之品外，还有用紫花碟呈进蜂蜜一品，捧寿铜胎珐琅碟呈进桂花萝卜一品。蜂蜜和萝卜都是食物，但二者都具有补益和行气消胀之功效，算是食疗之品。由此可见，乾隆帝壮年时就开始进行饮食调理了。

在皇太后、皇后、皇贵妃等人的日常用膳中，养生食品必不可少。在皇室成员的生活配给里，除了猪、羊、鸡、鸭、鱼和米、面、香油、蔬菜之外，均有蜂蜜、核桃仁、松仁、枸杞等品。这些食、药兼备之品，都具有抗衰老的作用，无病能补，有病能治。现代医学证明，枸杞有降低血糖的作用，且能增强免疫力，故中医临床上用其治疗肝肾阴虚引起的腰膝酸软、头晕眼花、视物模糊等症。今人常用枸杞泡酒喝，如枸杞红葡萄酒。核桃仁能提高血清蛋白，抑制体内胆固醇合成，因而具有减肥、降压作用，也是有名的抗衰老之品。

清宫八仙糕作为一种药、食兼备之品，在宫廷内也广泛运用。清宫八仙糕有人参、茯苓、莲子、薏苡仁、山药等八味药材料，具有健脾养胃、益气和中之功效，属于健脾型疗效食品。据清宫医案专家介绍，乾隆帝自六十五岁左右开始服用此糕，直至八十余岁。慈禧太后自四十岁起，便服用此糕，直到晚年。《清宫配方档》评价说："八仙糕不寒不热，平和温补之方，扶养脾胃为主，屡有奇效。"加之其色、香、味俱佳，类似点心小食之类，香甜可口，在宫中享有盛誉，上至皇帝、后妃，下至宫女太监，皆喜食之，常吃不厌。

此外，清宫常用的药食之品，还有补肾强身的龟龄集、清宫长春丹、清宫寿桃丸等。大补肾元的龟龄集，集数十味补肾益脾药于一方之中，能解除阴虚火旺造成的"浑身燥热"，具有"百窍通和，丹田微暖，萎阳立兴"之妙。乾隆帝除自己常用之外，还赏赐各大臣服用。

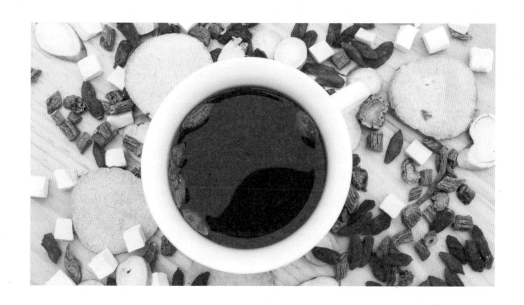

07

清朝皇帝：不嗜烟酒，喜吃野菜杂粮

开创了"康乾盛世"的前清皇帝康熙和乾隆，尤其是康熙，总是把躬行节俭和关心民瘼联系在一起。他们分别活了 68 岁和 88 岁，是清朝两个最有作为也最为长寿的皇帝。

康熙帝爱新觉罗·玄烨（1654—1722），是一位英明的君主，伟大的政治家，为中华民族的统一和繁荣做出了卓越的贡献。他在位的时候，西方列强尚未崛起，中国安定，边疆巩固，人口众多，民族和谐，国力强盛，是亚洲乃至世界最强大的帝国。但他依旧躬行节俭，爱惜民脂民膏。他认为，食品无论粗细，应因人而异，不可贪食美味佳肴。据清宫医案记载，康熙帝一日两膳，每膳"仅食一味，不食兼味"，御桌上的多余食物，全部赏赐给后妃及随行者。两膳之外，不吃零食。尤其是"夜不可饭食，遇晚则寝"。据《八旗通志敕谕》记载，康熙不吃补药，也不要人按摩。康熙帝的节食习惯，今天看来，颇有科学道理。

当代著名营养学在《自然律例》一书中写道：切记吃肉和海鲜，要"用情专一"，一餐当中最好只吃一种肉或一种海鲜，避免不同种类混食。并举例说，如果吃了猪排，就不要再喝牛肉汤；如果吃了牛排，就不要再吃羊肉串。因为每一种肉类的属性不同，

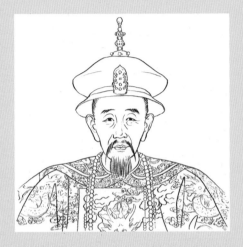

肉质纤维的长短也不一样，消化用的时间不同，混合食用之后，很容易在人体中发生不良反应。虽然人体的接受能力很强，一次可以执行数个指令和动作，但是消化不同属性和不同纤维的食物，势必损耗肠胃的功能。而且混合的肉类长时间滞留在肠胃间，很容易腐败并产生毒素，进而导致疾病和老化。康熙帝在 300 多年前能觉察到混食肉类的危害，做到每顿只食一味、不食兼味，可谓与现代营养学不谋而合！

康熙帝"夜不可饭食"，即夜里不吃饭的习惯，也很有科学道理。《黄帝内经》说："饮食自备，肠胃乃伤"，"胃不和，则卧不安"。《饮膳正要》一书指出："晚餐不可多食"。民间也有"晚饭少一口，活到九十九"的

说法。现在看来，康熙不吃晚饭实在是一种养生的好办法。

为避免"以酒误国""以酒亡国"的悲剧重演，胸怀大志、富于进取精神的康熙帝，不但自幼不喜饮酒，还特地将御制的戒酒诗刻在元朝遗留下来的黑玉酒瓮上，置于宫中显眼的地方，以作警示。所以，清朝皇帝的膳桌上不摆放酒和酒具。康熙帝对此身体力行，终身放弃了饮酒之乐，始终保持着清醒的头脑，把毕生精力放在治国安民上。

清朝皇帝不嗜酒的简朴作风，也深深影响着皇室以外的王公大臣和地方官员。有清一代，大凡品级较高的官员，通常都不随便在外面的酒菜馆里喝酒吃饭，以为这样就降低了他们的身份。在封建社会，人们把酒菜馆视为专给平民百姓涉足的进食场所，尤其是那些统领一方的大官，一旦光顾这样的地方，就容易惹人注意。

康熙帝的孙子乾隆帝弘历，在其统治的早中期也躬行节俭。乾隆年间，经过百余年的励精图治，清王朝已经到了鼎盛时期。全国的耕地面积已超过明代的最高数字，达到600余万顷。农业丰产、粮食充足，促进了工商业和城市的繁荣。社会财富大量聚集，统治阶级的享乐之风也日益显露。但乾隆帝仍然保持着祖先们喜食杂粮、蔬菜的习惯。乾隆帝很重视饮食规律，不食过冷过热之物，不过饥过饱，不暴饮暴食。在他统治的初期和中期，乾隆帝曾禁止各省大员向皇帝进献地方特产。

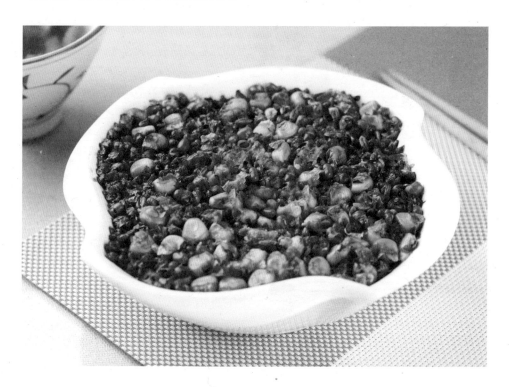

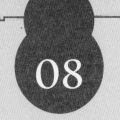

08

长寿，求诸内在的心态是关键

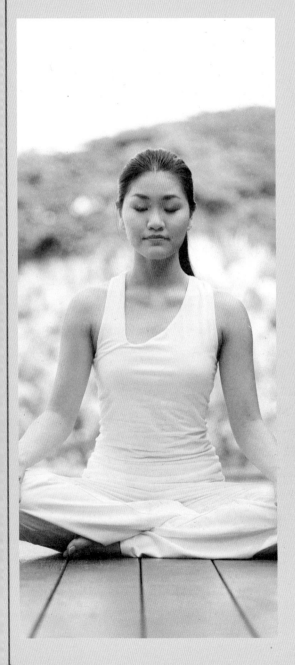

想要长寿最重要的在于学会自我心理调适。首先要做到生命意念要强烈，心理暗示要积极。由于身体的衰老，一些老年人在身体患上重病后就自暴自弃，其实这是不对的。保持一个良好的心态显得很重要。这时候要学会一些自我暗示，比如"风雨过后就会有彩虹""感谢上苍又给了我一天"等，其实这些都是良好的心理暗示。

此外还要保持青春活力，积极参加力所能及的社会活动。人往往都有成就的需要，成就了别人也就成就了自己。在为别人做事，并得到别人肯定时，心中就会充满快意，有利于健康长寿。另外可以走亲访友、旅游参观、考察访问、进行社会调查等对克服老年人的老朽感、孤独感和无价值感等是颇有裨益的，而且还能增添生活的乐趣。当心里觉得难过的时候千万不能憋着。学会倾诉、宣泄内心的不满情绪很重要。想哭就哭，不要因为害怕笑话自己就闷着。抑郁情绪会分泌一种肾上腺素，影响健康，流泪可帮助排解。这也是为什么女人普遍要比男人长寿的原因，因为毒素排得多。

心理学研究认为，夫妻间深厚而恩爱的情感是最好的保健品，能够促进体内产生有益的激素、酶等多种物质，促进新陈代谢，提高免疫功能，从而起到防病抗病、延缓衰老、健康长寿的作用。

培养生活情趣

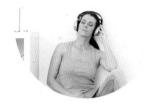

步入老年以后，生活的空间和领域总会相对缩小，生活中缺少兴奋点，大脑得不到更多的良性刺激，就会感到生活索然无味。在这种心理作用下，老人会对生活采取消极态度，起居无常，生活懒散，打不起精神，消极地打发时光。作为老年人，应充分认识到不良生活习惯和因素对自己身心健康的危害性，根据自身的条件和特点，积极寻找生活的乐趣，培养自己的生活爱好和情趣，在读书、下棋、唱歌、练气功、听音乐、养花草、观鱼鸟等活动中寻找乐趣。培养自己的兴趣，既可以陶冶情操，又可以活跃身心，增强机体的活力。

乐观开朗

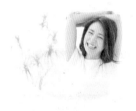

有的人刚过中年，就长吁短叹"来日不多"；有的人见朋友、熟人发生不幸，总联想到自己将来的结局，悲天悯人。常言道，人之哀莫过于心死。种种负面心理状态是一些人难以长久保持健康生命活力的重要原因，它侵蚀着人们的身心，导致机体免疫力下降，内环境紊乱，带来心理和生理疾病，加速人的衰老进程。

注意平衡

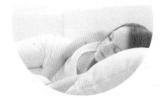

中医认为，万物均有阴阳属性，人亦如此，人一旦阴阳失衡，就会出现种种病态。老年人应在观念上时时注意到主动地平衡自己的"生态"，以使机体处于最佳运行状态，保持旺盛的生命力。首先要做到自身与环境的平衡，以防病邪的侵袭；其次，要保持营养平衡，劳逸结合，做到有张有弛、不过度劳累，也不贪图安逸，根据自己的身体状态和兴趣爱好，进行适当运动锻炼；再次，保持心理平衡，不过度欢喜、悲伤，过度的喜怒哀乐对老人健康不利，易引起疾病。

总之，健康长寿就掌握在自己手中，求人不如求己，只有靠自己的双手，才能敲开长寿的大门。

09

皇家温泉坐汤，兴盛于唐玄宗和杨贵妃

　　"坐汤"疗法就是现在所说的温泉洗浴疗法。汤泉一般都含有硫化氢、碳酸氢钠和氡气，以及锶、钼、硒、镁、铜、锌等矿物质，对神经衰弱、食欲不振、腰腿疼痛和一些皮肤病颇有疗效。药浴就是以药入浴，它同"坐汤"有异曲同工之妙。

　　洗温泉、坐药浴，是封建皇室养生延年的重要方法之一。但秦汉以前，这方面的记载很少。唐代开始，作为一种保养健身的方法，洗温泉逐渐被一些帝王后妃所钟爱。唐代大医学家孙思邈在《千金翼方》中记载："身数沐浴，务令洁净，则神安道静也。"可见，洗温泉能洁净肌肤，调和气血，促进血液循环，改善精神状态。

　　唐代宫廷的汤泉沐浴，首推唐玄宗李隆基及其贵妃杨玉环。据史书记载，每年正月、十月，李隆基都要带着杨玉环等后妃到潼关的骊山洗温泉。天宝五年冬天，他对这里的温泉兴趣大增，特意将骊山温泉改名为华清宫，经常携后妃前去沐浴，直到临死前半年为止。

　　唐玄宗和杨贵妃迷恋温泉汤浴以至耽误朝政的行为，唐代大诗人白居易在《长

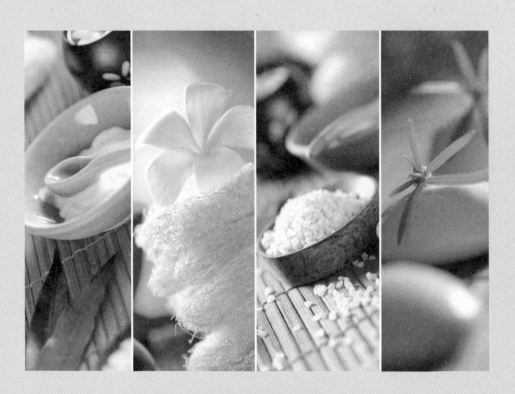

恨歌》这首著名的长篇叙事诗中进行了揭露和讽刺。诗中写道："春寒赐浴华清池，温泉水滑洗凝脂。侍儿扶起娇无力，始是新承恩泽时。云鬓花颜金步摇，芙蓉帐暖度春宵。春宵苦短日高起，从此君王不早朝。承欢侍宴无闲暇，春从春游夜专夜。后宫佳丽三千人，三千宠爱在一身。"从唐代宫廷医案看，诗人的描写基本是真实的。

《开元·天宝遗事》记载了杨贵妃在宫中一些调摄养生的点滴：她除了经常陪唐玄宗李隆基在华清池沐浴外，还在酒后嗅木芍药以醒酒，口含花露以解酒；夏季苦热，常穿轻薄的绸缎，用交扇鼓风，口含玉鱼儿凉口生津，等等。除华清池外，唐玄宗还光顾凤泉汤、汝州广成汤、新丰温泉等地洗温泉。因此，他的身体一直比较健康，72 岁在华清宫居住期间，夜晚仍能出游；74 岁时，"逆胡横发"，他仍能亲自带兵讨伐。

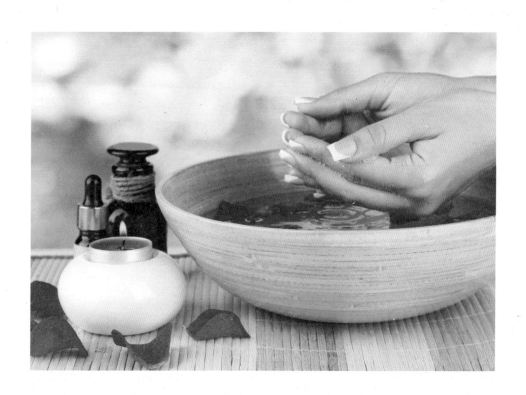

康熙帝常陪祖母到温泉"坐汤"

据清宫医案记载，康熙帝常陪其祖母孝庄皇太后去北京小汤山"坐汤"。

康熙年间一份"京抄"上说："万岁拟二十日赴汤山坐汤，因连日太后欠安，未曾起驾。"这里的"万岁"就是康熙帝，"太后"就是孝庄皇太后。据史料记载，孝庄晚年喜欢坐汤，隔些日子不去泡温泉就感到浑身不舒服。因此，康熙帝经常亲自挽辔扶辕，服侍祖母去北京汤山进行汤浴，一住就是好几天。一年之内，要去好几次。康熙帝对坐汤颇有兴趣和心得。他说："坐汤之法，惟满洲、蒙古、朝鲜最兴，所以知之甚详。向来只坐三七、三九……想来坐汤太久，恐耗气之故也。"又认为，"春后坐汤，似更有益……坐汤之后，饮食自然加些。还得肉食培养，羊、牛、鸡、鹅、鱼之外，无可忌。饮食愈多愈好，断不可减食之。"

清代皇帝的汤泉行宫，京师附近有三处，分布在直隶赤城、遵化和昌平的小汤山。康熙、乾隆以及后来的慈禧太后等，都常到这些汤泉行宫进行坐汤沐浴。据清宫医案记载，乾隆帝每年到塞外打猎之后，常常簇拥皇太后钮祜禄氏到承德避暑山庄休养，并进行坐汤沐浴，因为当时那里有很多温泉可供坐汤。有历史学家统计，乾隆一生共到热河 52 次，有时住在那里长达 5 个多月。在那里，他一面处理政务，一面坐汤、打猎，身体得到了很好的保养。

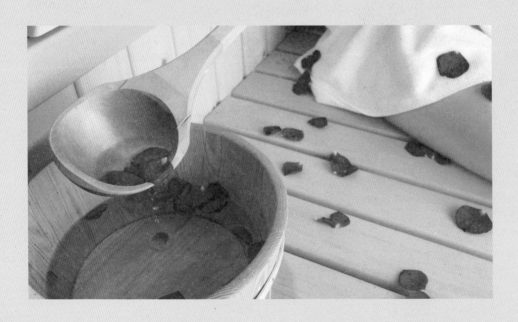

清代皇室通用的四个洗药方

在清宫中，除光绪帝和慈禧太后常用的沐浴治病的专方外，还有一些通用的洗药方，供皇室通用。

| **三黄打丁汤** |

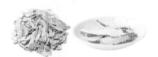

古方：当归、白芷、蒲公英、地丁、石膏（煅）各15克，黄连、黄芩、黄柏、防风、薄荷、穿山甲（现在禁止使用）、皂角刺、甘草各5克，水煎。其功效为治疗恶疮疔毒，可外用，亦可内服。

| **荷叶洗药方** |

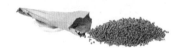

古方：荷叶100克，吴茱萸根15克，煎汤洗浴。荷叶苦涩性平，有清热利湿、升发清阳之功；吴茱萸根可温中散寒，缓急止痛。二药合用，煎汤熏洗，可治肛门脱垂，促使肛门回收。

| **苦参洗药方** |

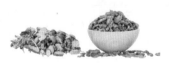

古方：苦参、朴硝、瓦松各50克，荆芥穗、防风、生枳壳各15克，生甘草10克。用水煎浴，丝棉包裹。此洗药主治由湿热、血瘀引起的肛门肿痛、搔痒等症。

| **荆叶散洗药** |

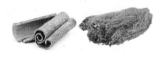

古方：顽荆叶、桂心各10克，白芷、细辛、蔓荆子、川芎、丁皮、防风、羌活各5克。加盐10克，连根葱3茎，水5碗，煎成1碗，去渣，将药水烫洗肿痛处。本方主治一切伤及筋骨、血瘀疼痛之症。

医家认为，药浴可使药物作用于全身肌表、局部、患处，并经吸收，循行经络血脉，由表及里，内达脏腑，因而产生治疗效果。药浴可起到疏通经络、活血化瘀、祛风散寒、清热解毒、消肿止痛、调和阴阳、协调脏腑、濡养全身等养生功效。

乾隆年间，御医到民间"种痘"

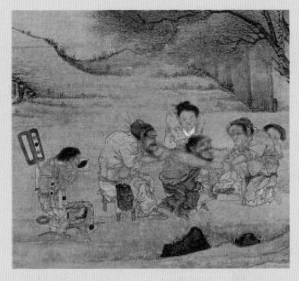

乾隆十二年（公元1747年）十一月，乾隆帝指令太医院院使刘裕铎和御医业良玉等认真研读《痘疹不求人》一书，并拟出防治用药处方。刘裕铎是当时太医院中的治痘专家，医术高明，屡受皇帝褒奖。他仔细阅读了《痘疹不求人》一书后，高兴地向皇帝报告："臣等合参方中药品，均属妥协有理。仅此仰恳圣恩，赐录三方合参备用，以推广皇仁，用充幼科之助。"

乾隆年间，作为预防天花的种痘技术，已走出宫廷和太医院，开始推广到全国许多地方。当时，御医们每年都奉旨到天花流行较频繁的地方为少年儿童种痘，并逐渐形成太医院的一项制度。如乾隆十三年（公元1748年）二月初三日，御医刘芳远奉乾隆帝之旨，专程到察哈尔镶红旗和正白旗种痘，"共种得儿童七十五名，俱已全好。"在不少清宫医案中可以看到，传统的中医药学在治疗天花方面也积累了很多宝贵经验，针对痘疹的险重、顺逆等不同情况，治痘专家刘裕铎用过"养荣消风汤"，以治"肝气上冲，复因外感风寒……周身发出风疹"；用"疏风消肌饮"，以治"风疹渐透，但正气尚虚，余热未尽，形瘦气弱，软倦心烦"等症。因此，乾隆非常信任刘裕铎的医术，经常给他下达"快治"的谕旨。

道光三十年（公元1850年），天津成立了第一所专门为儿童免费接种预防天花的机构——保赤堂牛痘公局。最早疾病预防中心保赤堂牛痘公局虽然名为公局，但它却是由个人出资兴办的私人性质的一座慈善机构，它也是天津最早的疾病预防中心。我们可以看到，处在科学还不昌明的清代特别是前清时期，面对天花这个未被人们完全认识的瘟神，康熙、乾隆等有作为的皇帝还是持之以恒地付出了巨大的精力和物力。毫无疑问，这一功绩为满族入主中原、统治全国起到了极大的作用，是满族文明进步道路上的一次飞跃。

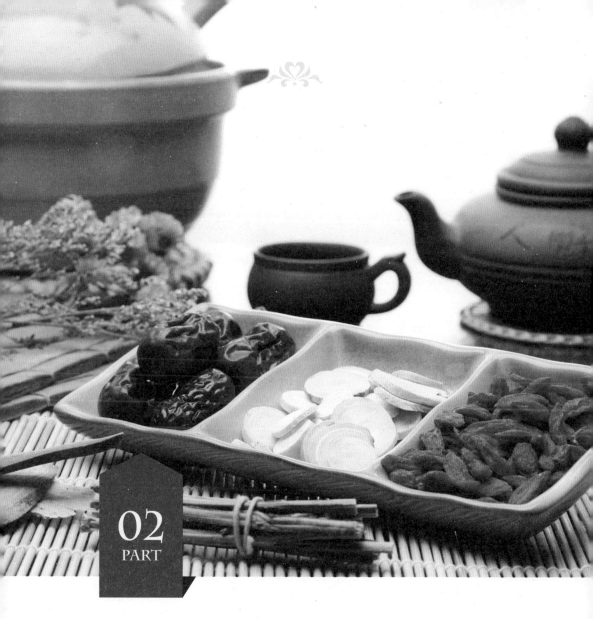

中医典籍中的养生智慧

中医典籍是古人留给我们的宝贵遗产。从古至今，随着时代的发展，无论是古代宫廷皇室家族，还是现代老百姓，仍然运用着中医典籍中的保健养生方。在众多的中医典籍中，《黄帝内经》和《本草纲目》应用最为广泛，因此解读《黄帝内经》的养生大智慧，可以直透养生的本质；领悟《本草纲目》的百年药典，你会发现，它在全力地向你传递一个信息，它们能保健康、益美容、延寿命。

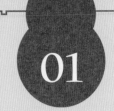

《黄帝内经》，中医养生的源头

　　"不治已病治未病"是《黄帝内经》的一个非常重要的思想，全书用大量篇幅教人们如何在不吃药的情况下达到健康、长寿的目的。

　　书的一开始，黄帝就问岐伯，为何现在的人寿命短而年纪轻轻动作就显得衰老了呢？对此，岐伯是这样回答的：上古时期的人，懂得养生之道，能按照天地间阴阳变化的规律来调整自身阴阳的变化，使用一些正确的养生方法，饮食有节制，生活作息有规律，不过度劳累，因此能够使精神与形体相互协调，健康无病，活到人类应有的寿命即一百岁以后才去世。现在的人就不是这样了啊！他们把酒当作汤水贪饮不止，生活毫无规律，喝醉酒后行房，尽其所有的欲望，耗竭他的精气，纵情色欲以致精竭阴枯，用不正当的嗜好将体内的真气耗散殆尽，不知道应当谨慎地保持精气的盈满，不善于调养自己的精神，贪图一时的快乐，生活作息没有规律，所以活到五十岁左右就显得衰老了。

　　远古时候的圣人教导人们说：必须避开自然界致病因素的侵袭，思想上要保持清心寡欲，人体真气才能正常运行，精气和神气固守于内，病邪又怎么会侵犯人体呢？所以那时的人们都能够安闲而少有嗜欲，心情安逸而不受外界事物的干扰，身体虽然在劳动却不觉得疲倦。人体正气调顺，因为少欲，所以每个人的要求都能得到满足，每个人的愿望都可以实现，这样才能达到精气运行通顺，在饮食方面，不论是粗糙的还是精致的，人们都觉得味美可口；无论穿什么样的衣服，都觉得很满意；对自己的生活习惯，总是顺心的；对别人的一切都不羡慕，思想达到淳朴境界。正因为如此，不良的嗜好就不能吸引他们的视听，淫念邪说就不能动摇他们的意志。

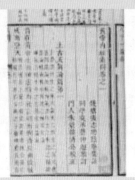

《黄帝内经》概述的四种长寿之人

古人认为，凡夫要以学做圣贤为起步功夫，必先完成圣贤修养，达成圣贤境界，再谈修真修道，而进入最后真人境界，以完成人生最高境界之目的。《黄帝内经》（后简称《内经》）把养生长寿之人分为真人、至人、圣人、贤人四等，以真人为养生最高水平之代表。其中"尊道贵德"的思想颇为突出，古代之圣人、贤人皆为道德高尚之人的尊称。那到底具备了什么才能有此称谓呢？

真人：他们掌握了天地阴阳变化的规律，能够调节呼吸，吸收精纯的清气，超然独处，令精神守持于内，锻炼身体，使筋骨肌肉与整个身体达到高度的协调，所以他们的寿命同于天地而没有终了的时候，这是他们修道养生的结果。这种人可以归属于真人之列。

至人：他们具有淳厚的道德，能全面地掌握养生之道，调和于阴阳四时的变化，离开世俗社会生活的干扰，积蓄精气，集中精神，使其远驰于广阔的天地自然之中，让视觉和听觉的注意力守持于八方之外，这是他们延长寿命和强健身体的方法，这种人可以归属至人的行列。

圣人：他们能够安处于天地自然的正常环境之中，顺从八风的活动规律，使自己的嗜欲同世俗社会相应，没有恼怒怨恨之情，行为不离开世俗的一般准则，穿着普通，举动没有炫耀于世俗的地方。在外，他们不使形体因为事物而劳累；在内，没有任何思想负担，以安静、愉快为目的，以悠然自得为满足，所以他们的形体不易衰惫，精神不易耗散，寿命也可达到百岁左右。这种人可以归属于圣人之列。

贤人：他们能够依据天地的变化、日月的升降、星辰的位置，以顺从阴阳的消长和适应四时的变迁，追随上古真人，使生活符合养生之道，这样的人也能增益寿命，但有终结的时候。这种人可以归属于贤人之列。

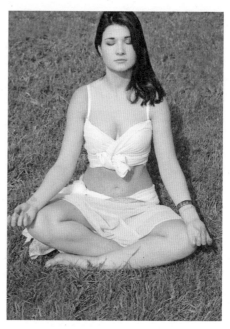

主宰一切的"君王"——心

1 血肉之心、神明之心

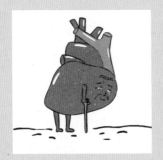

心在五脏中是最重要的器官，它具有主宰一身上下、统管五脏六腑的特殊职能。

《内经》认为心是主血和藏神的。心的所有生理功能是在心的气、血、阴、阳的共同作用下完成的。《内经》也说：心为君主之官，生命之本；心为火脏，恶热；心为阳中之阳，通于夏气。

心的经脉属手少阴经。从上古始直至《内经》成书之前的时代，古人一般认为"心"就是指位于胸腔之内、两肺之间并与血脉相连的器官，然而《内经》在其理论中却提出了"心主神明"的概念。如《素问·灵兰秘典论》说："心，主宰全身，是君主之官，人的精神意识思维活动都由此而出。"但是由于人逐渐对"脑"有了深入认识，他们认为主精神活动的器官不是有形的"心"，但他们又不愿直接牵连到脑，就提出了"神明之心"的概念。

2 心、血、脉

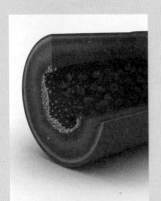

《内经》说心主血脉。主就是主持和管理；血自然就是血液；而脉是人体血液运行的通道，所以古人又称脉为"血之府"。

心气推动血液在脉中运行，流注全身，发挥营养和滋润作用。心和脉直接相连，互相沟通，血液在心和脉中不停地流动。周而复始，循环往复。心、血、脉它们三者相互联属贯通，构成一个相对密闭的系统。而三者中"心"占据着主导地位，"心"的搏动是血液运行的根本动力，起决定作用。

勇武忠心的"将军"——肝

1 肝主升主动

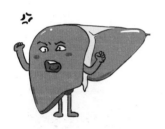

"升发"是肝的另一个主要特性。肝在五行属木，通于春气。春天为四季的开始，同样最早的阳气也是这个时候生发，因此春天是孕育生升之时，"生气和则五化皆平"。而春气又内应于肝，肝气升发又能启迪其他脏器，这样则气血冲和，五脏安定而生生不息。此外，肝主升发还有升举阳气之意。同时肝木具有喜舒展宣畅的特性。肝善于升发阳气，宣散瘀滞。肝有调畅气机、通利气血、促进脾胃升降等生理作用，这一切都是源于肝木条达的本性。肝喜条达舒畅，各种原因所致气机不畅或瘀血阻滞都可阻遏肝气。无论外感、内伤，皆可以致肝气怫郁，这样疏泄失常自然就会引起疾病了。

2 左肝右肺

"左肝右肺"这个概念，历来争议很大。肝在人体实体中的位置应该在右边，而《内经》却偏把肝说成左边，据此西医便认为"左肝右肺"完全有悖于现代解剖学。为什么《内经》要把它说成"左肝"呢？其实《内经》指出这个概念是为了论述气机在脏器内的运动形式，而不是脏器的位置。《内经》有这么一段：黄帝问岐伯："请你讲讲刺禁的部位。"岐伯说："内脏各有要害之处，不可不注意！肝气是上升的，发生在左面，肺气是下降的，作用在右面，心脏调节着外表的阳气，肾脏管理着内部的阴气……"由此可见，《内经》是从人与自然相应的整体观念来论述的，肝属木，主升发，方位在左，左为东方，所以自东升；肺属金，主肃降，方位在右，右为西方，金从右降，左右东西，一升一降，构成了气机升降运动。所以必须把"左肝右肺"置于全文之中，不可分割。

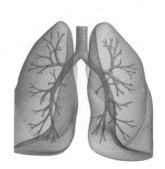

05

受纳和布化的"仓官"——脾胃

胃的受纳腐熟水谷功能必须与脾的运化功能相配合，它们直接关系到人体的生命活动及其存亡，因而又称脾胃为人的"后天之本"。

1 脾

脾位于中焦，腹腔上部，在膈之下。脾主运化、脾主升清、脾主统血。

（1）脾主运化：

脾主运化，脾具有把水谷（饮食物）化为精微并转输至全身的功能。脾除了运化水谷精微之外，还有一个最重要的功能——运化水湿。脾在运化水谷精微的同时，又将各组织器官利用后的多余水液在肺的协同作用下排出体外，从而维持人体水液代谢的平衡。

（2）脾主统血：

在脾的统血作用中，既包括了脾气固摄血液，令其在脉管内运行，而不溢出脉外，也包括脾通过运化水谷精微化生血液的功能。

2 胃

胃，居于膈下，腹腔上部，中医将其分为上、中、下三部。胃的上部称上脘，包括贲门；中部称中脘，即胃体部位；下部称下脘，包括幽门。胃的主要生理功能是受纳与腐熟水谷，胃以降为和，与脾相表里。

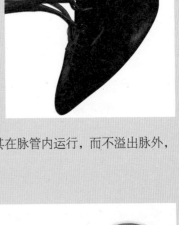

（1）**受纳**：食物经过胃的初步消化腐熟，形成食糜，这就是胃的受纳。饮食入口，经过食管，容纳于胃，因此胃也称"太仓"，比作"水谷之海"之意。人体的生理活动和气血津液的化生，都需要依靠饮食的营养，所以《内经》认为胃为"水谷气血之海"。

（2）**以降为和**：食物经过胃的受纳腐熟后，必须下行而入小肠，以便进一步消化吸收。所以说，胃主通降，以降为和。胃的通降作用还概括了小肠将食物残渣输于大肠以及大肠传化糟粕的功能在内。

③ 脾与胃

脾胃是消化食物的器官，脾和胃在五行中都属土，脾为阴土，胃为阳土；脾主运化，胃主受纳；脾气主升，胃气主降。由于它们的作用，人体才能得以益气生血，使身体健康长寿。

脾在五脏中是一个非常重要的内脏，这主要取决于脾的主运化和统血的生理功能。胃的主要生理功能是受纳和腐熟水谷，胃的运动特点是主通降，胃的特性是喜润恶燥。

脾胃后天之本：由于脾主运化的生理活动是在胃主受纳腐熟的基础上进行的，脾与胃都参与了人体的消化吸收，所以历来常把脾和胃合论，而称脾胃同为后天之本。

脾胃气血生化之源：机体将摄入的饮食化为营养物质，必须依赖脾的运化功能和胃的受纳腐熟功能才得以完成，这样人体才能将摄入的饮食物消化吸收，以化生为气、血、津液等营养物质，才能使全身脏腑经络组织得到充分的营养，维持生命活动的需要，所以说，脾胃也为气血生化之源。

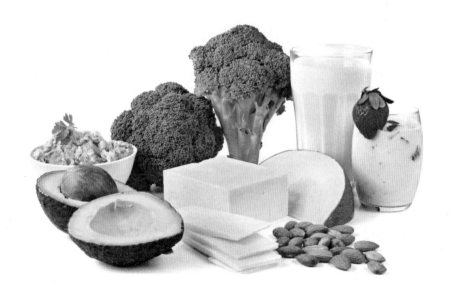

06

辅佐着君主的"良臣"——肺

1 肺

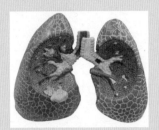

　　肺居胸中，分有两叶，覆盖于心之上。肺之上，又有气道通于喉，清浊之气由此出入。另外，由于"吸之则满"，使肺舒张便会满于胸中，其体积很大，且同时因其在五脏六腑中的位置最高，所以古人又称肺为"天"。而心居于中间，就好像天上的太阳。而气在胸中激荡鼓舞，肺脏便会张大，因此，也有称肺气为"大气"。肺通过呼吸功能吸入自然界的清气，呼出体内的浊气，实现体内外气体的交换。正是由于不断地呼浊吸清，吐故纳新，促进了人体气的生成。

2 肺与气

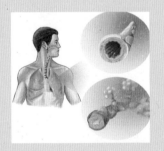

　　我们说肺主气，然而肺司呼吸又是肺主气的基本前提，肺司呼吸功能正常，才能主一身之气。通过呼吸，自然界中的清气被吸入胸中，与脾运化输送来的水谷之精气相结合，便生成了宗气。宗气的生成来源有两方面：①由脾运化的水谷之精气，上输于胸中；②由肺吸入的自然之清气，积聚于胸中。这两种气在胸中相结合，共同生成了宗气。宗气形成后依靠肺的宣发、输布作用，便向全身输送。宗气其实就是上面所讲的"大气"。

3 通调水道

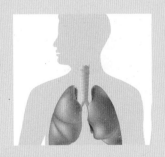

　　肺除了主一身之气外，同时还有通调水道的责任，一般这个重任是肺与脾、肾共同完成的。肺通过宣发和输布水液，并经过肃降使水液下行至肾，产生尿液排出体外，然而肺并不是直接推动津液运行，它只是提供了推动津液运行的动力。总之，肺气提供了津液运行的动力，引导了水液运行的方向，影响着津液的气化过程，这些合起来，才能真正算得上是"通调水道"。

藏精纳气的作强之官——肾

1 肾的生理特性

肾主藏精，为先天之本，与肝的疏泄相反，可以防止精、血、气以及津液因过量排泄而亡失，人的生机旺盛与否取决于肾精气的盈亏。

肾与冬季万物蛰伏的气候相应。所以，冬季是养肾的季节，减少户外活动、注意保暖是关键。

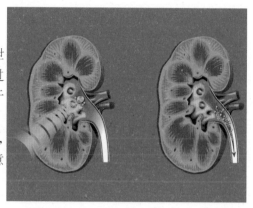

2 肾经病变症状

肾脉急甚的为病邪深入于骨，发为骨癫病；微急的为肾寒，故出现肾气沉滞以致失神昏厥的症状，以及肾积气的奔豚证，两足难以屈伸，大小便不通。肾脉缓甚的为阴不足，故腰脊疼痛不可仰；微缓的为肾气虚，故大便洞泄，或是食物下咽之后，还未消化便吐出。肾脉大甚的为阴虚火旺，故发阴痿不起；肾脉小甚的是元气虚衰，故发洞泄病；微小的是精血不足，故出现消瘅病。肾脉滑甚的为有热，故发小便癃闭，阴囊肿大；微滑的为肾虚内热，其病患者能坐而不能起，站起则两眼昏花，视物不清。肾脉涩甚的为气血阻滞，以致外发大痈；微涩的为气血不利，故出现妇女月经不调，或痔疮经久不愈。

08

《本草纲目》的养生智慧

《本草纲目》是我国医药学中的集大成之作，李时珍数十年辛劳，收载药物 1892 种，辑录药方 10000 多剂，世人多以医家圣典视之，殊不知《本草纲目》也浸透着养生的博大智慧，继承了国医养生学的精粹。

《本草纲目》中收载 7390 余条轻身、延年、却老、耐老、增寿的医论及方药，可谓延年益寿学之大典。如七宝美髯丹、枸杞酒、琼玉膏、人参膏……皆为养生良方。不过，现代人却因为文言晦涩，或是不通医理而不能一览这些珍贵的方剂。例如，《本草纲目》中记载罗汉果："甘而凉，

清肺止咳，润肠通便。"罗汉果又称"长寿果"，经常饮用能驱邪降火、清热解毒、滋养气血、健身美容、青春年少、健康长寿。这个结论在现代医学中得到了充分论证。现代医学认为罗汉果因其含有的清凉且具抗生作用的成分，能增强人体的抗病能力、解毒能力和消炎抗菌能力，调节和增强人体的免疫系统，起着"健康天使"的守护作用，因此被人们称为"长寿果"。罗汉果既有滋阴清热、消炎杀菌、止咳化痰、生津润肺、凉血滑肠、排毒通便、护肝健脾、强心降压的作用，又可治疗糖尿病、咽喉炎、急慢性支

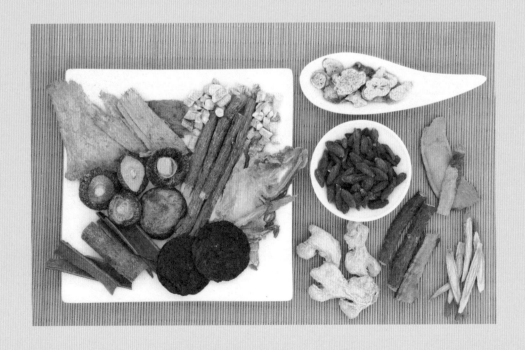

气管炎、百日咳、肺结核、痰火咳嗽、血燥胃热便秘、急性胃炎、暑热烦渴等症；还有防治呼吸道感染、牙龈肿痛、咽喉肿痛和抗癌的功效，可防治感冒发热等症。

再比如我们生活中最常见的红薯。《本草纲目》《本草纲目拾遗》里记载，红薯有"补虚乏、益气力、健脾胃、强肾阴"的功效，使人"长寿少疾"，还能补中、和血、暖胃、肥五脏等。现代科学研究则发现，红薯中含有丰富的淀粉、膳食纤维、胡萝卜素、维生素A、B族维生素、维生素C、维生素E以及钾、铁、铜、硒、钙等10余种营养素，营养价值很高，被营养学家们称为营养最均衡的保健食品。

这些物质能保持血管弹性，对防治老年习惯性便秘十分有效。遗憾的是，人们大都以为吃红薯会使人发胖而不敢食用。其实恰恰相反，吃红薯不仅不会发胖，相反能够减肥、健美、通便排毒。每100克鲜红薯仅含0.2克脂肪，产生414千焦热量，大概为大米的1/3，是很好的低脂肪、低热量食品，同时又能有效地阻止糖类变为脂肪，有利于减肥、健美。红薯含有大量膳食纤维，在肠道内无法被消化吸收，能刺激肠管，增强蠕动，进而通便排毒，尤其对老年性便秘有较好的疗效。吃红薯时要注意一定要蒸熟煮透。

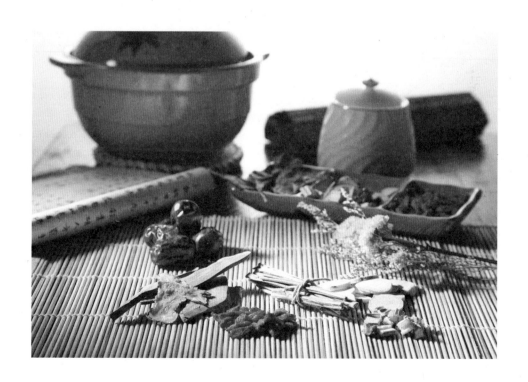

09

自然养生胜过吃千万补药

老子说："人法地，地法天，天法道，道法自然。"明确指出了人的养生必须顺应自然规律，只有因时、因地，根据人的生长自然规律，选择相应方法进行生活、养生，才能健康长寿。

养生，就是养阳气。当人体有不适的时候，体内就好比是阴冷潮湿的天气，但只要太阳一出来，这种环境就不利于疾病的生长、发展了。所以，我们一定要用自己的双手，把人体的太阳托起来，让它光耀我们的五脏六腑，给我们带来长久的健康。

任何人只要阳气旺盛，就可以百病不侵。在六淫邪气中，阳气旺盛的

人可以轻而易举地把邪气拦在身体之外。所以，不管环境如何恶劣，不管外面流行什么样的病菌，他都不会生病。为什么有的人能逃过瘟疫，还是因为他的阳气非常旺，而阳气虚的人就不同了，邪气在体表没有遇到什么抵抗，就长驱直入，直伤人体。如果我们自己懂得固守阳气，培养阳气，那么，我们可以毫不惭愧地说：最好的医生就是我们自己。

睡觉是养生第一要素。睡觉的时间应该是晚 21：00 ～ 早 3：00。因为这个时间是一天的冬季，冬季主藏，冬季不藏，春夏不长，即第二天没精神。寿命超过百岁的张学良先生被问

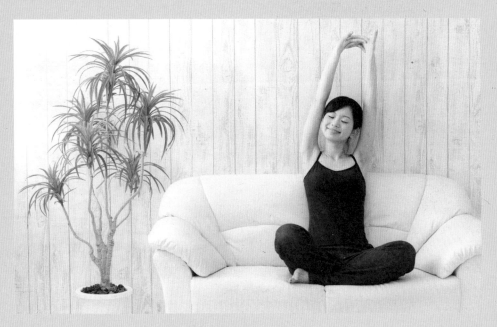

到养生之道时回答："我并没有特殊的养生之道，只是我能睡、会睡罢了。"俗话说："每天睡得好，八十不见老。"这是因为人一生中差不多有三分之一的时间都是在睡眠中度过的，越来越多的人认识到睡眠之重要。

据睡眠专家研究发现，失眠不仅降低人的智力，影响人的日常工作、生活，而且长期睡眠不足还容易使人体免疫力极度下降。如果一个人经常睡眠不足六个半小时，不仅会透支健康，同时也容易形成"睡眠赤字"，加快机体的衰老速度，从而缩短人的寿命。另据一项权威的研究显示，在人体内部有一个控制睡眠的生物钟，它位于人的下丘脑部位，决定着不同年龄人群睡眠时间的长短。比如，刚出生的婴儿每天需要 16 ～ 20 小时的睡眠时间，3 岁左右的孩子每天需要 10 ～ 12 小时的睡眠时间，而成年人则每天需要 6 ～ 8 小时的睡眠时间。当睡眠生物钟正常运行时，人的睡眠就处于正常状态，一旦生物钟受到破坏，就会造成睡眠紊乱，进而反展为睡眠障碍。

"药补不如食补，食补不如觉补"，说到底，睡眠才是最好的补药！睡眠、饮食二者为养生之要务，人们在劳动、工作、学习中消耗的大量能量，除了靠饮食来补偿外，还需要靠睡眠来补充。古人有"服药百裹，不如独卧"的说法，意思就是安稳地睡个好觉胜过服补药。

正所谓"睡眠者，能食，能长生"。睡眠既是补充、储备能量，消除疲劳、恢复体力的重要途径，又是调节各种生理功能，稳定神经系统平衡的重要保障，睡眠充足，可补充精力和体力。在极度疲劳时，哪怕只是 20 分钟的小睡，也能缓解疲劳，让人精力充沛。

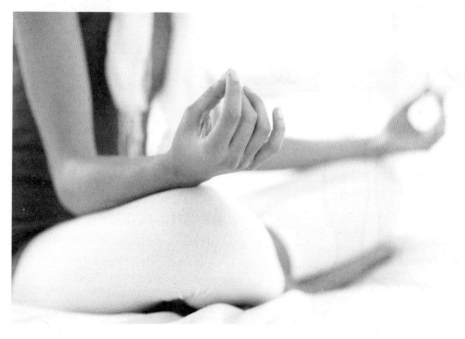

养生就是养气血

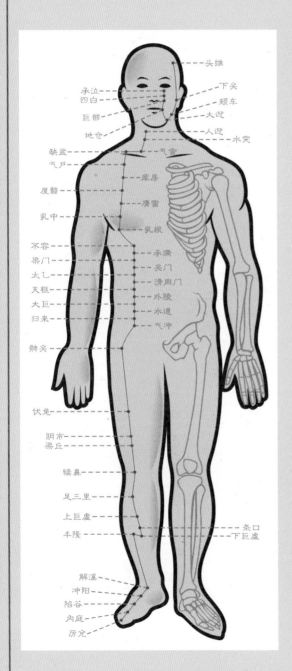

在《本草纲目》中有"通十二经脉"之论，也就是说连接各脏腑而环绕人体的主要经络为十二正经和任脉与督脉，它们是气血流通全身的道路。西医说人体需要各种各样的营养素，而对于中医来说，人体最需要的就是气和血。可以说人体就是靠气血在供养着，气行血行，气滞血瘀。气血充足，运行通畅，人就会健康长寿，否则人就容易得病。

"气血"，中医指人体内气和血的统称。中医学认为气与血各有其不同作用而又相互依存，以营养脏器组织，维持生命活动。中医认为，疾病的发生无非是阴阳失衡所致，气血循环不畅必然导致阴阳失衡，是百病产生的根源。气血不足即中医学中的气虚和血虚。气血不足的结果会导致脏腑功能减退，引起早衰病变。气虚即脏腑功能衰退，抗病能力差，气虚者症状为畏寒肢冷、自汗、头晕耳鸣、精神萎靡、疲倦无力、心悸气短、发育迟缓。血虚比较通俗的说法就是指血少。血虚者症状为面色无华萎黄、皮肤干燥、毛发枯萎、指甲干裂、视物昏花、手足麻木、失眠多梦、健忘心悸、精神恍惚。

中医认为，气可以推动血液运行，血可以运载气，气血相互滋生，气虚则血少、血少则气虚，故在中医临床上一般是气血双补。

人体的呼吸吐纳、水谷代谢、营养输布、血液运行、津流濡润、抵御外邪等一切生命活动，都是通过气的作用来实现和维持的。总结一下，气有五大作用。

第一，推动作用。气可以推动经气的运行、血液的循行，以及津液的生成、输布和排泄，促进人体生长发育，激发各脏腑组织器官的功能活动。

第二，温煦作用。气维持并调节着人体的正常体温，是人体热量的来源，保证人体各脏腑组织器官及经络的生理活动，并使血液和津液能够始终正常运行而不致凝滞、停聚。

第三，防御作用。气具有抵御邪气的作用，既可以护卫肌表，防止外邪入侵，又可以与入侵的邪气做斗争，驱除邪气。

第四，固摄作用。气可以保持脏腑器官位置的相对稳定，并可统摄血液防止其溢于脉外，控制和调节汗液、尿液、唾液的分泌和排泄，防止体液流失，固藏精液以防遗精滑泄。

第五，气化作用。气化作用即通过气的运动使人体产生各种正常的变化，包括精、气、血、津液等物质的新陈代谢及相互转化。

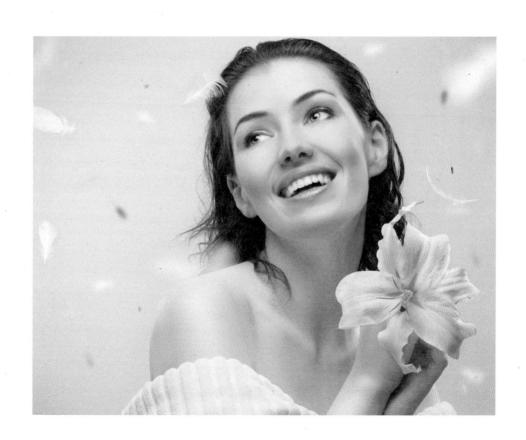

春季，让身体与阳气同步"生发"

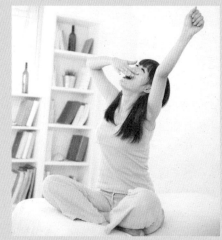

春季是一年中的第一个季节，大自然的阳气在冬季初生，但却未动，其主要是为了储备充足的能量，以便濡养来年万物所需。经过一个冬天的储备，到立春开始逐步向外生发，阳气的生发也意味着生命活力的开始，此时万物开始慢慢充满生机。

人生长在大自然中，与大自然气息相连，立春之后，人体内部的阳气也要顺应天之序及时生发、生长。如果工作、生活不规律，气机就不能与大自然保持同步，这就要求我们必须科学合理地调整生活作息规律，以保证我们必须的身心健康，而最佳的调整时间就是每一个节气了。要想让人体也随着大自然的阳气变化生发，就要注意以下几点：

静与动

春季人体阳气生发，周身气血调和，经脉松弛，阳气较易散泄。因此人们在锻炼时要注意控制运动量，以参加活动量小的运动为宜，避免大汗淋漓使阳气受损。晨练宜舒缓柔和，动静结合，老人宜在户外散步、打太极拳、做健身操等，以达到吸纳春阳、吐故纳新之目的。

阳与阴

冬季天气寒冷，阴气外逼，阳气内敛，人体新陈代谢趋缓，万物蛰伏，是蓄养待发的时期。到了春季，阴气下沉，阳气上升，人体新陈代谢趋于活跃，体内之阳与外界春之阳气相应滋长，因此春季是养阳的最佳时节。但是，由于春季天气变化不定，风邪易入，又值百病滋生之时，要特别注意阴阳调和，以防损伤到人体正气。

夏季阳气易耗，注意"蓄阳"

夏季是阳气消耗最多的一个季节，容易导致阳气不足，从而让寒湿来袭，影响人的健康。因此，夏季一定要注意"蓄阳"。说到夏季要养阳，很多人不理解，总是觉得夏季天气这么热了，没有必要再养阳了，其实这种观点是错误的。在夏季，人体的阳气浮于外，阴气伏于内。这是为了适应自然环境，腠理开泄，通过排汗以使人的体温达到平衡，但是汗为心之液，汗液外泄，气也随汗泄掉。气为阳，气伤了阳也就伤了，所以夏季人体的阳气多不足，应养阳气。《本草纲目》中指出的"春夏养阳，秋冬养阴"的养生法则就是运用的这个道理。再者，夏季天气炎热，冷饮成为人们最爱的饮品，很多家庭无论男女老幼每天必饮数杯，以此来清暑热。人们却不知夏季虽然炎热，但人体的阳气处于外泄的状态，即盛于外而虚于内，阴气内伏，没有足够的阳气来护脾胃，过度地饮用冷饮容易损伤脾胃之气，引起食欲减少、胃痛、腹泻等症状，时间长了还会损伤肾的阳气，导致脾肾阳虚。

| 不要过于避热趋凉 |

人们不能只顾眼前舒服，过于避热趋凉，如在露天乘凉过夜，或饮冷无度，致使中气内虚，从而导致暑热与风寒之邪乘虚而入。在乘凉时，要特别注意盖好腹部。不管衣服穿得多么少，肚子上一定要盖一下，避免寒气、湿气入体。

| 要谨防冷气病 |

冷气病是指人们久处冷气环境下工作和生活时所患的一种疾病。如长期待在空调房里，轻者面部神经痛、下肢酸痛、乏力、头痛、腰痛，容易患感冒和不同程度的胃肠病等，重者会出现皮肤病和心血管疾病。

| 调精神 |

中医认为，骤然大喜可导致心阳之气涣散，故夏季应注重精神调摄，遇事应恬淡虚无，淡然处之，切忌大喜大悲，以保养阳气，当然恬淡虚无并不排除情志活动。

13

秋季阳气"收敛"，滋阴润燥是关键

到了秋天，有些人常常会有这样的感觉：天气变凉爽了总觉得浑身不舒坦；口干舌燥，喝水也不觉得滋润；鼻腔有股似烟一般的干燥感，一不小心还出血；喉咙也痒痒的，频频干咳，有时有少量的黏液痰，却总是咳而不爽；嘴唇一碰就干裂，痛得喝水吃饭都困难……这些症状都是秋天容易出现的。在秋天，空气会变得干燥，也使得人体消耗大量的水分和阳气，因此，秋季润身显得很重要。

在秋季，自然界阳气渐收，阴气渐长，秋风劲急，气候干燥。人们起居调摄应与气候变化相适应，以免秋天肃杀之气对人体产生不良影响。同时，还要"收敛"体内的阳气，注意滋阴润燥。秋季是阳消阴长的过渡阶段，这个时候，人的皮肤黏膜水分蒸发加速，于是出现皮肤干涩、鼻燥、唇干、咽痛等现象。因为在这个季节里，肺气和燥气过度地交换循环造成体内津液大量耗伤，此时人体如能及时顺应秋收冬藏规律而养阴，可使体内保证气血运行的阳气有所收敛而不致外散，积累生命活动所必需的精气和营养。所以秋季进补，养阴为上。

秋季饮食以养肺为主，秋季气候干燥，很容易伤及肺阴，饮食应注意养肺。可多吃些滋阴润燥的食物，如银耳、甘蔗、燕窝、梨、藕、菠菜、甲鱼肉、乌骨鸡、猪肺、豆浆、饴糖、鸭蛋、蜂蜜、龟肉、橄榄；多食芝麻、核桃、糯米等，也可以起到滋阴、润肺、养血的作用。

饮食宜少辛多酸。秋天饮食要少食辛味食物，如葱、姜、蒜、韭菜、辣椒等。适当吃点酸味食物，如苹果、橘子、山楂、石榴、葡萄、猕猴桃等。

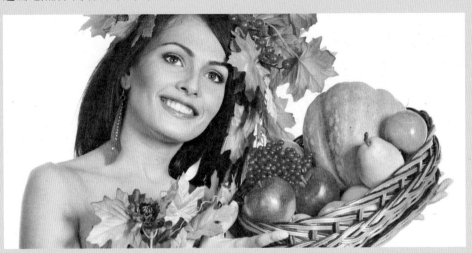

14

冬季阳气"收藏"，健康养生要做好

进入严冬，天气寒冷，祖国医学认为冬季是阴盛阳衰之时。寒为阴邪，易伤阳气。而阳气是生命之源，不可损耗。因此，冬季养生提倡"阳气收藏""养肾防寒"。

入冬后，阴气盛极，草木凋零，蛰虫伏藏，万物活动趋向休止，以冬眠状态养精蓄锐。这时，人体的阳气也随着自然界的转化而潜藏于内，代谢也相对缓慢。正如《内经》中说："冬三月，此谓闭藏，水冰地坼，无扰乎阳，早卧晚起，必待日光，使志若伏若匿，若有私意，若已有得，去寒就温，无泄皮肤，使气亟夺，此冬气之应，养藏之道。逆之则伤肾。"

冬季自然界阴寒之气旺盛，而人体的阳气蓄于内必虚于外，即阳气闭藏了，那么对形体、器官等有形物质的保护作用也相应地减弱了，所以我们更要注意避寒保暖，穿着上要去寒就温，起居上要早卧晚起，活动要以静为主，少做剧烈的运动，尽量减缓人体的新陈代谢，减少肾精的消耗。精神上要平和，使情志藏而不露，勿大嗔、大悲、大喜，使志若伏若匿。

另外，冬季为水，对应于肾，对应的味是咸，根据五行相克原理，水克火，而火对应的是心脏，对应的味是苦，所以冬季饮食上应少咸，冬季本肾气旺盛，多食咸会助肾之旺，转而为亢，亢盛是不正常的；宜增苦，因为水克火，所以食苦可以助心气，以防旺盛之肾水克伐心火；要忌食辛燥发散之物，以培补阳气。同时又要注意防止温补太过，郁积化热，所以宜适当吃些滋阴潜阳的食物，如黑木耳、鳖甲等。

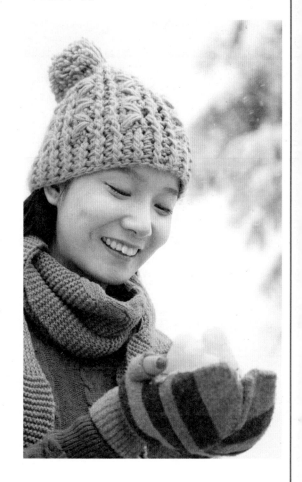

15

养生贵在气血和畅

中医理论认为，人之一身，不离气血。《素问·调经论》指出："血气不和，百病乃变化而生。"气血是人体脏腑、经络等一切组织器官进行生理活动的物质基础，而气血的生成与运行又有赖于脏腑生理功能的正常。因此，在病理上，脏腑发病必然会影响到全身的气血，而气血的病变也必然影响到脏腑。

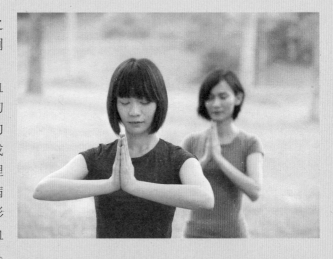

气血的病理变化总是通过脏腑生理功能的异常而反映出来。由于气和血之间有着密切关系，所以在病理情况下，气病必及血，血病亦及气，其中尤以气病及血为多见。

中医重视气、血、津液的正常运行。气停滞不行则气滞，津液停滞不行则痰湿，血停滞不行则血瘀。七窍之灵，四肢之用，以及发得血而能生等，血运正常对于机体生理功能的维持是很重要的。中医学认为，气和血一阴一阳，互相依存，互相滋生。同时，气血与五脏的关系非常密切。

心主血脉：血液能运行于经脉之中，循环周身，须依赖心气的推动。

肝藏血：人活动时血运于经脉以营养滋润周身，人静时则血归于肝脏储藏待用。

脾生血：脾胃摄取水谷之精微为血的源泉，又统摄血液运行脉中防止妄行。

肺布血：一是肺主气，助心行血，为血行之动力。二是肺朝百脉，施气布津于脉。三是吐故纳新，保持血液清新，所以《素问·生气通天论》说："天气通于肺。"

肾藏精，精化血：肾中命门为元气之所系，十二经之根，生化之源，也是温煦、促进血液生化的原动力之所在。肾是形成血液的重要脏器之一，故有"生血根本在于肾"之说。而血之精华又可化为肾精，故常精血并提。由此可见，气血之病可及五脏，五脏之病又可及气血。

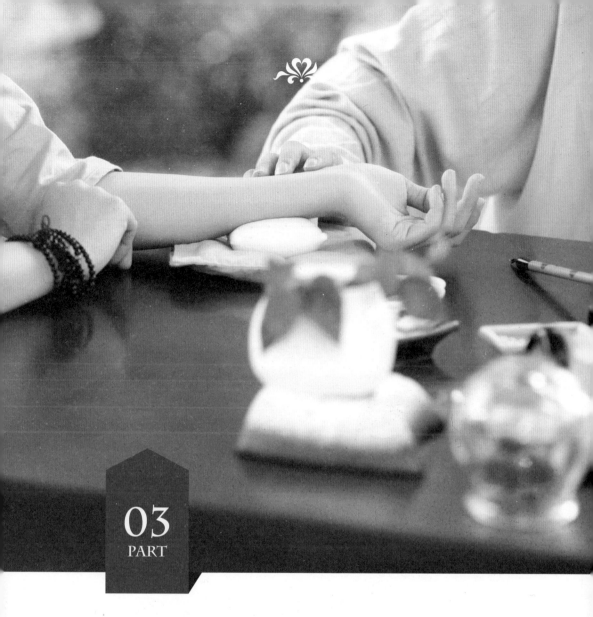

古代"五行体质"保健养生

在中国传统文化中，万物被分为"木""火""土""金""水"五行归类。而人生长在天地之间，体质由遗传因素和万物间的相互影响来确定，因此中医也可相应地把人的体质划分为"五行体质"。人的体质以先天为基调，置身自然环境中的人需要通过顺应环境来调整自身的状态，达到天地人合一的平衡。掌握了与天地相配合的节奏，才能产生健康的共振，达到超乎想象的养生效果。

01

木行体质：保肝护胆，平心静气

> 将木行体质者的生理特点归纳为八个字，即"气血柔顺，归于肝胆"。

　　木行体质者的生理特点主要取决于其气血柔顺的程度，而保持气行血和的关键，在于中医所指的肝胆功能是否强健，以及其气机是否疏利。然而，中医所指的肝胆，并非单纯是指肝脏和胆腑，它们只是肝胆功能的出发点及集聚地。

木行体质——最易患内分泌系统疾病

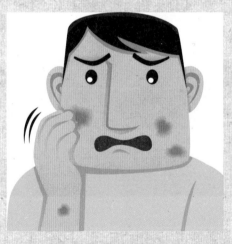

　　现代医学认为，肝和胆属于消化系统的范畴，但本书将现代医学的肝和胆单独拿出来做探讨，暂且赋予其一个代名词——"肝胆系统"。其主要生理产物是胆汁，主要进行的日常工作为排毒。人体中，肝和胆属木。结合现代医学，经长期的临床实践，我们可以认为，肝胆系统、内分泌系统、关节、筋脉及情绪管理系统均属于木性。凡是能对人体产生不利影响的因

素，都称为"毒素"。痤疮和青春痘是毒素堆积的表现；皮肤暗沉与斑点是毒素沉积的表现；大便秘结、小便短少，都能使毒素留积，甚至跟随循环系统重新被人体吸收，使得皮肤不光泽、周身长痘、毛孔粗大、油脂分泌过多。尽管这看似是肺和大肠等金气的问题，却源于内分泌不调，源于毒素不能排出体外。而问题的根本，在于肝胆功能下降、气机失调。因此，维持肝胆正常的生理功能，是保持正常内分泌状态的最佳办法，亦是排毒机制可以正常运行的关键。

　　随着社会的进步，诸如糖尿病、月经不调、激素性疾病等气机紊乱之病都属于内分泌系统失调所导致的疾患。究其中医病理原因，这类疾病与木气疏泄不畅或功能不足、气机不利等有密切关联。所以内分泌系统与五行中的"木"有着密不可分的联系，当然，与其他脏腑亦有相应关联。

养生要点：少生气，不熬夜

木行体质者最大的生理特点也是最让人头痛的病理原因，往往是与木气曲直而引发的气机升降、出入失常有关。一位健康的木行体质者，其木气必然充足，精气神贯于全身，气机调和。然而木行体质者的木气一旦有了太过与不及的情况，必然招致相应疾患。肝与胆互为脏腑表里，又属筋骨和四肢。如果木气过旺或过衰，就较易患肝、胆、头、颈、四肢、关节、筋脉、眼、神经等方面的疾病。

中医认为，肝藏血，而子时睡觉的原理就在于让运送了一天养分的血液能够回到肝脏充分休养生息，汰旧换新。因此，当我们熬夜过后，总要花费更多的时间来恢复自身机体流失的能量。这是因为没有得到正常休息的血液在过度疲劳的工作当中，能够携带的养分相对变少，人也就比较容易疲惫，必须延长休息时间。另外，肝所藏之血还用于濡养人的四肢关节及筋脉，以及上连双目，并接续全身的神经系统，且根据肝胆二经的经络走行，头颈部的正常工作亦需要肝胆功能的正常发挥。所以匀速而顺畅的血液运行，是四肢、关节、筋脉、双目、神经及头颈部能够正常活动、发挥正常功能的关键。一旦气滞血瘀，则见面色青暗、视物疲劳、四肢酸痛、行走困难、浑身酸疼等表现，或因神经失调而发生感觉障碍。因此，我们可以看出，木行体质者还要遵循的一条

养生原则就是：养血柔肝，行气活血，保养视力。

综上所述，对于治疗肝胆受损的总原则，也就是木行体质者的养生原则，必然是：疏理木气、调畅气机、活血化瘀、柔气和血，并根据所影响的具体脏腑来辨证论治。如果肝旺令土虚木乘，往往可见食欲下降，或胃脘胀满，或睡眠不安等肝脾失和的表现。

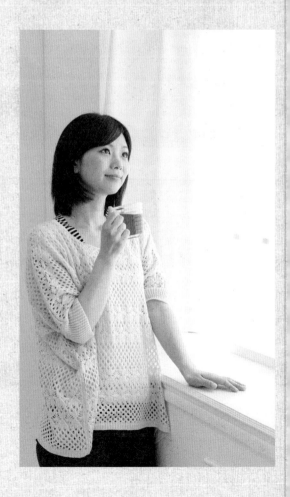

木行体质用药方

白芍

[性味归经] 味苦、酸，性凉；归肝经、脾经。

[功效] 柔肝养血、缓急止痛、敛阴止汗。

[主治] 腹痛腹泻、自汗盗汗、阴虚发热、月经失调、崩中漏下、赤白带下。

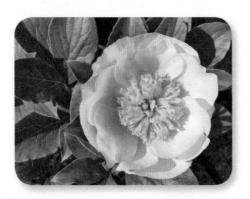

临证经验

有病人经常说浑身不舒爽，或者烦躁，口干口渴，汗出不畅，好似全身都被汗糊住了一样。这便是身体阴虚的表现。遇到这类病人，在开方时基本都要添加白芍这味药，它不仅可以养阴，还可以柔敛肝气，而柔敛肝气正是为了消除浑身不舒爽的症状，使阴阳之气相协调。

天麻

[性味归经] 味甘，性平；归肝经。

[功效] 平肝潜阳、祛风定惊、熄风止痉、行气活血、除湿通络。

[主治] 血虚肝风内动引起的头痛、眩晕，破伤风，风痰引起的眩晕等。

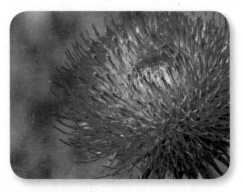

临证经验

平时在治疗上，凡遇到属于肝风内动、风痰上扰清窍所导致的头晕、目眩、眼花等症状，不管是虚证还是实证，必定会用到天麻。可出现这些表现的疾病大致有中风偏瘫、神经官能症、美尼尔氏综合征或是小儿常见的癫痫、受惊吓所致的心神不宁，甚至惊风证等。只要经过辨证，确定是由于风邪或痰邪侵袭，且病位属于肝胆之处（如在偏头侧、眼睛等部位），都可以添加天麻。

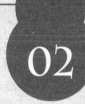

火行体质：通脉养血，益气安神

> 火行体质者的生理特点，即"阴藏阳动，功在小心；故步自封，恬淡虚无"。

作为自然界的一个定律，不断地"能动"就能产生"火"。火作为机体能动的来源是不容置疑的，火在人体好比阳光，具有温煦阳气的作用，阳火动则热，阴火转则收。火行体质者的正常生理活动便主要取决于阴阳的静和动、藏和散的平衡之中。

火行体质——易患心脑血管系统疾病

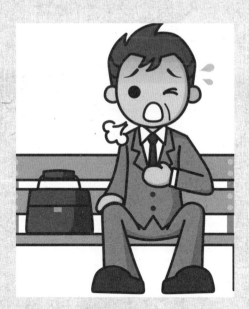

在人体，属火的脏腑为心和小肠。中医认为，保持人体能动性的关键，在于心与小肠之火的功能要正常，正所谓"阳热温煦尽在心，腐熟水谷小肠津"。小肠在下，转动阴火，使引入于胃中的水谷都能够被加以腐熟，精华得以提取及吸收储藏。心在上，

如太阳照耀万物一般，驱赶黑暗，不停运动，永不停息，只为产生更多的热能，支持各个脏腑的正常运动，堪称人体发动机。如果心脏停止跳动，人的生命也就结束了。

结合现代医学，经过长期的临床实践，我们基本可以将心、脑、血管三大系统，以及全身的综合管理系统归纳为属于火性。火作为人乃至世间万物能量的来源，是由小至大、由慢而快逐渐发展的，因此自然界的大环境和人体的内环境才能发展得如此和谐。可是当火发展到不受制约的时候，就会令这份和谐逐渐消融，正如《内经》所云："壮火食气，少火生气。"就人体来说，过于旺盛或不受制约的火热（壮火）会反向扑击人体，不仅能够损伤阴津、烧灼血液，还能抑制正气奋起抗邪的力量，取而代之的表现就是狂躁不安、五心烦热、消食饥渴、皮肤干燥、小便黄赤、大便秘结等。

养生要点：多运动，心态好

五行中，火行与其他四行的关系最为密切，唯有火气不断运动，才能为五行提供能量，从而确保五行各司其职。一位健康的火行体质者，其火气总是处于充足而永不满溢的状态，在内则灵感源源不绝，在外则精力充沛、精神焕发。可当火行体质者的健康一度下降、火气有了太过或不及的状态时，火属疾病自会首当其冲地到来。火气的旺衰较易导致火行体质者的心脏、小肠、血管、血液、脉络、脑窍、神志、头发以及口唇等发生疾患。

若火气旺盛导致血液充盈过度，可使血液溢于脉外，发生出血性疾病，如鼻出血（鼻衄）、皮下出血（紫癜、瘀斑）、小便有血（尿血）、大便带血（便血）等；如影响神志，则可发为躁狂、癫狂等狂躁性精神疾病；当火气难以抑制、蒸腾不已时，可令人体阴液减少，在面发为口疮，在二便则小便赤涩短少、大便秘结。此养生之道在于清心火、健小肠，以止血、安神、通二便。

若火气虚衰，则血量不足，脉道不充，即表现为贫血征象；亦可血不养脑，轻者症见发量稀疏、发色萎黄；重者累及脑窍，表现为注意力不集中、容易因思虑而感到疲倦。所以火行体质者一旦发生火气逐渐虚衰的现象，就应养血脉以增血、生发、醒神、提高专注力。

若火气忽强忽弱，可使血脉不通畅而令脉道堵塞，则血行瘀滞，是为血瘀，往往会导致种种疾患，如心绞痛、心肌梗死、脑梗死等血脉堵塞之病。故日常生活中，拒绝致瘀因子栽种于脉络之中，多运动令血液新陈代谢的更新速度加快，都是活血脉而化瘀滞的关键。

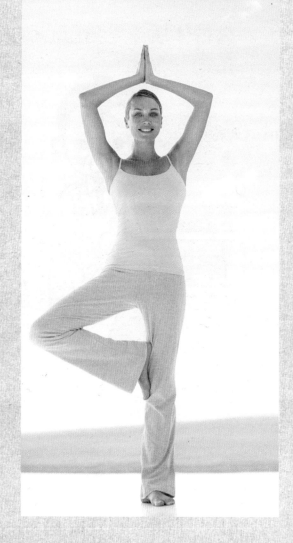

火行体质用药方

麦冬

[性味归经] 味甘、微苦,性寒;归心经、肺经、胃经。

[功效] 清心润肺、养胃生津。

[主治] 热病伤津、虚劳烦热、咽干口燥、肺燥干咳、肺痨咯血等症。

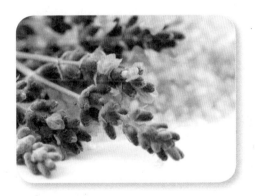

临证经验

麦冬主要的功效在于养阴,有养心阴、润肺阴、养胃阴、润肠燥、清虚烦等作用。医生在看病开方的时候,特别重视五脏之间的关系是否调和,既要以调后天脾胃作为治疗的主要手段,更不会忽视心、肝、肺、肾之间的阴阳是否平衡这一问题。而麦冬具有助养心、肺、胃、肠等脏腑的阴液之效果,便是医生调和阴阳之时常用于"阴"方的要药。

丹参

[性味归经] 味苦,性微寒;归心经、肝经。

[功效] 活血调经、化瘀止痛、凉血消痈、清心除烦、养血安神。

[主治] 月经不调、经闭痛经、症瘕积聚、胸腹刺痛、热痹疼痛、绞痛等疾病。

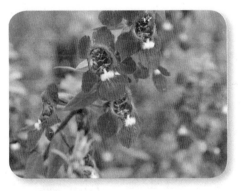

临证经验

临床上会遇到很多冠心病、高血压、中风后遗症等心脑血管疾病患者,如果辨证后确定其具有血瘀的表现,医生必定在开药组方的时候添加丹参这味要药。中医认为,丹参具有生血通脉、活血化瘀、养血安神、凉血除烦等功效。而经现代实验研究证明,丹参具有增加冠脉血流量、减慢心率、降低血压、缩短心肌缺血的持续时间等作用,且对中枢神经系统具有一定的安神镇静作用。

03

土行体质：健脾和胃，调畅气机

> 土行体质者的生理特点，即"仓廪储备，升清降浊；化生精血，统领中原"。

在人体，属土的脏腑为脾和胃，"脾胃者，五味出焉"，且脾胃主管五谷、五味，又有脾为"谏议之官"，胃为"仓廪之官"之说。以上这些都在强调脾胃的主要功能是对水谷精微加以吸收，并转化为各类营养物质输送至全身。它能帮助肺气正常呼吸以及宣发和肃降；提供心脏、血脉所需的能量，令阳气旺而不衰；调理肝肾先天元气之不足，令先后天之气都能正常运作，五脏六腑均安其位、各司其职。

土行体质——易患消化系统疾病

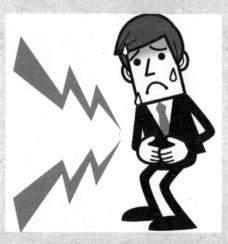

结合现代医学并经长期的临床实践，我们基本可以将消化系统、肌肉、四肢及饮食、睡眠管理系统归纳为属土性。凡土行体质者食欲较好，消化功能较活跃，营养易达肌肉和四肢，故体型一般较为高大壮实。

土行体质者的生理特点酷似圆圈形态。中医十分讲究"圆圈运动"，它

象征着世间万物生、长、壮、老、已五种状态不断循环往复，没有真正的起点，更加看不见所谓的终点，有的只是千百万种的回转运动，看似复杂，其根源却只是简单的循环罢了。而在人体中，脾胃位于中焦，作为人体转动的中轴线，脾主升清而胃主和降，便能带领余下脏腑的运动。人体脏腑气机运转的方向是顺时针进行的：脾气主升，也带动肝气上升，而膀胱气化蒸腾之水气再由肾脏上承以接济心火燃烧过旺；胃气主降，带动肺金肃降之力，胆气亦随胃气下降，且心火也随降气下达于肾水，令寒水难以泛滥。五脏六腑气机如此升降有常，便是人身气机总能处于动态平衡的关键。因此，土行体质者生理状态的维持主要取决于脾胃运化水谷精微、津液的功能正常与否，而这关键就体现在脾升清阳、胃降浊污的能力上。

养生要点：养脾胃，注意饮食

正所谓"善治脾胃者，能调五脏也"，土行体质者体禀优越，只要没有疫毒邪气的侵扰或者罹患大病、久病伤及正气的情况发生，其脾胃功能就不容易受损，或者一旦受到轻微损伤也容易调补回正常状态。

土行体质者的养生总则自然就是以维护敦厚笃实、宽大为怀的身心状态为主旨。贯彻这个总则的方法便是打好后天之本这一基础，则无论在心灵成长、智慧增长、体格强健还是拥有厚实的御邪于外的能力等方面，都能够有不错的表现。

对待养生防病，土行体质者只需要有这么一个认知，就是强壮自己的土性，使五脏六腑在体内的圆圈运动发挥正常作用，令气机升降有常，清阳得以转而向上，浊阴得以归于向下，则病邪就难以侵入体内或在体内扎根生长。土行体质者若土气过旺，则圆圈运转力量太强，就容易导致思虑过度、失眠多梦，吃进的食物很快就被消化，大便中还存尚未被消化的食物就被轻易排出等现象。土气过盛还能表现为消谷善饥、消瘦而肌肉难以壮实等症状，此亦为后天之本过度使用的情况，且多指向由于阴土（也就是胃气）的失职所引起的反应。而当土气不足，则推动圆圈运转的动力太弱，便能引起思考、行动的缓慢，饮食上则表现为纳呆（即食欲欠佳，饮食后容易犯困、难以思虑的表现）、食欲不振甚至厌食，严重者还可发展为疳积（即营养吸收困难导致的营养不良状态，小儿多见）等疾患；另外，还可以表现为神情呆滞、神志困倦、活动后容易肌肉疲劳以及嗜睡（一旦睡觉就不愿醒，或何时何地闭目都能睡着）等症状。

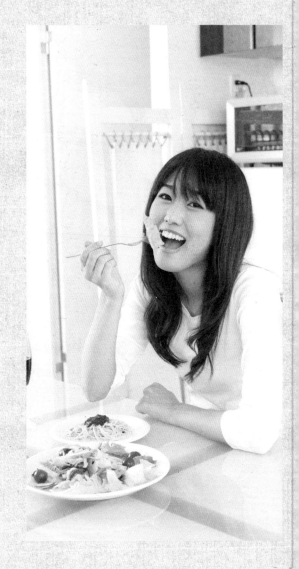

土行体质用药方

生姜

[性味归经] 味辛，性微温；归脾经、胃经、肺经。

[功效] 发汗解表、温中止呕、温肺止咳、解鱼蟹毒、解药毒。

[主治] 受寒引起的腹胀、腹痛、腹泻。

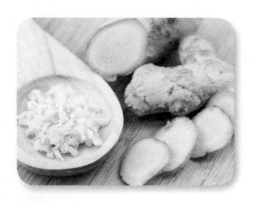

临证经验

我们都有这样的经验，每当着凉后患了感冒，往往喝杯温热的姜茶，再发发汗，感冒就能好得快一些。这就是生姜最主要的功效，叫作发其汗后解除表证。表证指的就是着了外来的邪气所引起的症候表现，而外来的邪气包括风、寒、暑热、湿气等。另外，若遇到的是容易紧张、焦虑的患者，且经辨证，发现有寒证的因素在其中，医生往往也会在方子里添加生姜，并配合柴胡、芍药或是玫花等，能起到很好的疏肝解郁的作用。

藿香

[性味归经] 味辛，性微温；归肺经、脾经、胃经。

[功效] 祛暑解表、化湿和胃。

[主治] 夏令感冒、寒热头痛、胸脘痞闷、呕吐泄泻、妊娠呕吐、鼻渊。

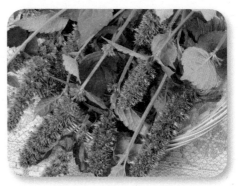

临证经验

若天气闷热潮湿影响了人体内环境，人体感受了天地之湿热气息，也会成为一个湿热之体，若是机体难以接受这种湿热，就会发生相关疾病。同时，湿热也可以由人体内环境自身而形成，比如过食油腻、肥甘、厚味的食物，人体难以消化，肥甘厚腻之品自然就转化为湿热。人体若是没办法很好地吸收消化这种湿热，一样能发生湿热疾病，而藿香就是化湿解热的佳品。

紫苏

[性味归经] 味辛，性温；归肺经、脾经。

[功效] 发表散寒、理气和营。

[主治] 感冒风寒、恶寒发热、咳嗽、气喘、胸腹胀满。

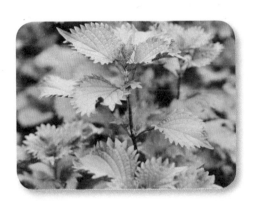

临证经验

紫苏同样能发散风寒，但与生姜不同之处在于，其发汗的力量较弱，温散的力量亦不猛烈，故常用在风寒感冒的轻证之期。又紫苏主入脾经，因此还有调整脾胃环境的功能，用来止呕、除烦、解郁闷，效果也很好，甚至对于孕期保胎止呕也有一定的效果。有一些紫菜卷饭里就卷有紫苏叶，这样既给食物增添了香味，还让食用者增强了抵御寒气侵袭的能力，这样的食物搭配甚是合理。

葛根

[性味归经] 味甘、微辛，性凉；归脾经、胃经。

[功效] 解表退热、生津、透疹、升阳止泻、解酒。

[主治] 外感发热、头痛、高血压、颈项强痛、口渴、消渴、麻疹不透、泄泻。

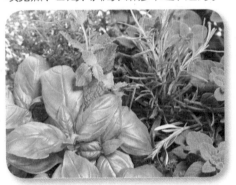

临证经验

常有病人反映，只要稍一劳累就肌肉酸痛，或者筋络有些紧，甚至是抽筋。这里介绍给大家一个泡茶的小方子，尤其适合疲劳后想要缓解肌肉酸痛的人饮用，而且还能解酒。此方剂组成：葛根10克，黄芩8克，炙甘草3克，金银花2克，大麦籽3克。方中加入葛根，主要就是取其能够缓解肌肉酸痛、舒缓筋脉的紧张以及祛湿解酒等作用。

04

金行体质：调理肺气，润肠排毒

> 金行体质的特性归纳起来有"从革、宣肃、收敛"特点。

"从革"的意思是金器能切开皮革，进而引申为金性刚硬而难以发生外在形象变化的意思。虽然金性带有阳刚气息，发挥出的功用却柔媚万千，具有能塑万物、令其有型的作用，可称其为体阳而用阴。如此便可大体推测金行体质者的特点就是看似刚硬、不苟言笑，却有着细致而能洞察外界一切事物的细腻心思。

金行体质——易患呼吸系统疾病

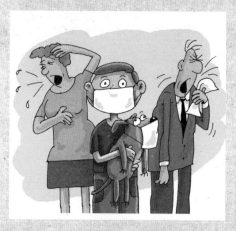

老祖宗流传下来的典籍里，称肺脏为相傅之官，这相当于一国之宰相，可谓是"一人之下，万人之上"。肺脏要做的工作是"治节"，即治理和调节的意思。肺既要管理好五脏六腑，令它们能够安然各司其职，还需要各岗位工作者都能够处理好相互之间的关系，以防出现矛盾或纠葛，一旦造成任何一方出现心态上的矛盾，就能直接或间接地影响到该部门的日常工作甚至是团队的整体运作。于是肺金这位宰相有十分烦琐的工作要做，但在外头却必须表现得威风凛凛，才能令懒惰者积极上工、令邪者打消侵扰之念，让各部门坚守岗位，以防出乱子。而这些工作的开展，关键就在于保证肺主气司呼吸的功能正常地运作。

肺统主呼吸及一身之气。由于肺有吸入清气、呼出浊气的作用，才能保证氧气能够被全身的组织细胞吸收，二氧化碳能够被排出体外；又因肺气掌管着全身气息的升降出入，因此适时给予补充及交换，将有助于带动各脏腑的生理活动正常进行。因此，可以说金行体质者有着天生的治理调节能力，充分的金气令其足以抵御很大一部分的外邪侵袭，而且能带动全身气机运行顺畅。

养生要点：防感冒，多预防

金行体质的表现通常看似沉稳，实则是锐利或易碎的，因此其特性应该算是娇弱的。气强时，外邪要想侵入都会被拒于门外；可当气弱时，邪气就十分容易乘虚而入。因此，对待金行体质时，要在其内外层层叠起防护罩，以防内忧或外患的苗头升起后会有逐渐壮大而无法覆灭之势；可对于自身需要保护的其余力量，包括木、火、土、水各气，就要尽量调和，令各部分各取所需，自然恪尽职守、安分守己。

金行体质者在养生上最需要下功夫的就是学会如何作为华盖以庇泽各脏腑、经络、血脉……让气机得以顺畅运行，令水道在气的推动下能够流畅滑利。因此，最适合金行体质者养生的原则就是要随时随地保持营卫气血充分调和，令皮肤腠理致密且收放自如，然后再去规整余下脏腑，令土气坚韧健运、木气随时舒展、火气温煦能动、水气柔韧流利。如此，健康便能握在自己的手中，向感冒、痘痘、便秘甚至是悲伤情绪统统说再见。

我们都知道，鼻子和皮肤是人体的第一道防御线。鼻子可以过滤不适合人体吸入的粉尘，可以分辨气味，是呼吸道与外界接触最密切的部位。而皮肤上满是腠理，当腠理稍有不致密之处，就容易令风邪侵入，或令寒邪闭塞住腠理的开合功能，导致阳气无法外出抵御邪气，如此内邪向外走

的出路便也被封闭住了，邪气只会更加肆无忌惮地扰乱人体的内环境。这种情况下，最容易发生的就是呼吸道疾病了，或见体温升高，或见咳嗽流涕，或侵及肺脏的表里之腑——大肠，出现腹泻或便秘等消化道不适症状。因此，保持金气充盈，令邪气不能得门而入，便是维持人体不受邪气侵犯的最重要的预防手段。

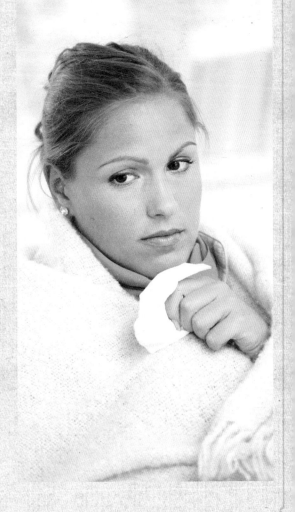

金行体质用药方

阿胶

[性味归经] 味甘，性平；归肺经、肝经、肾经。

[功效] 补血止血、滋阴润燥。

[主治] 血虚萎黄、眩晕心悸、心烦不眠、肺燥咳嗽。

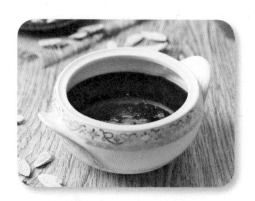

临证经验

　　阿胶是医院经常使用的滋补药物之一。阿胶贵为血肉有情之品（即动物药），其在养血补肺、滋阴安胎方面的疗效都比植物药来得更为滋补，因此非常适合慢性病者长期调养身体时使用。临床上，无论是女性患者因气血、肝肾亏虚所致的失眠、焦虑甚至是更年期综合征，还是男性患者因脾肾不足、精血亏虚所致的情志不舒、阳痿遗精、虚劳乏力等情况，基本上都会使用阿胶来养血填精、补益肝肾、润肺安神，从而强健身体、增强体质。

辛夷

[性味归经] 味辛，性温；归肺经、胃经。

[功效] 祛风散寒、通利鼻窍。

[主治] 风寒头痛、鼻渊、鼻塞不通、齿痛。

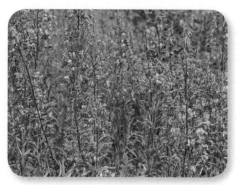

临证经验

　　辛夷最显著的功效就是能通利鼻窍。通利，就是畅通、疏利之意，而鼻窍就是指我们的鼻咽部呼吸通道。建议有鼻炎的人，平时可以饮辛夷花茶，或者在室内摆上少许新鲜的辛夷花，不仅能净化空气，还能保持鼻窍的通畅。

黄芩

[性味归经] 味苦，性寒；归肺经、胆经、
脾经、大肠经、小肠经。

[功效] 清热燥湿、泻火解毒、止血降压。

[主治] 湿温、暑温之肺热咳嗽，高热
烦渴，湿热痞满，血热吐衄，泻痢等症。

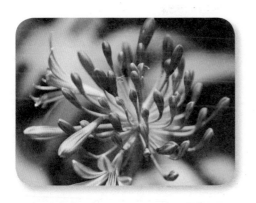

临证经验

有的感冒发热患者，体温不是很
高，但发热总是时退时起，反反复复；
有的患者则是在就诊的时候仅表现为咳
嗽、咽喉疼，虽还不到发热的地步，但
咽喉已经红肿起来了，这就是发热的前
兆。对于这两种情况，将柴胡黄芩配伍
使用，就能调解阴阳表里，进而起到退
热或预防发热的作用。

贝母

[性味归经] 味苦、甘，性微寒；归肺经、
心经经。

[功效] 润肺止咳、化痰消肿、清心除烦。

[主治] 肺燥或秋燥所致的咳嗽，表现
为咳嗽，伴有痰少、难咳、痰中带血，
口鼻干燥，咽干口渴等。

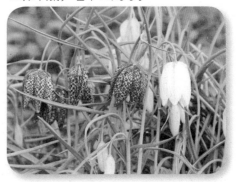

临证经验

在中药的使用上，贝母主要分为
两种品种：川贝母和浙贝母。川贝母化
痰散结作用较好，而且药性相对较平和，
尤其适合中老年或体质虚弱者；浙贝母
清热化痰的能力较强，适合阳气较盛的
儿童或青壮年人。在临床上，倾向于使
用川贝母，因为根据众多患者的药后回
访显示，无论年纪多大，使用川贝母的
患者认为其疗效不错的人数，远远比使
用浙贝母的患者多得多。正是因为川贝
母的药性相对较平和，更易被人体接受，
因此疗效相对浙贝母便显著多了。

05

水行体质：养肾固元，通利小便

水行体质之人，即"津液藏焉，气化则能出矣"。

人体中，水属脏腑为肾脏和膀胱。传统中医将肾脏比喻为做强之官，主管"伎巧"。其中，"伎"即技艺、才能、本领，"巧"即妙且精而灵、美妙而恰到好处。也就是说肾气强的人，其运筹帷幄的能力相对就比较好。

水行体质——易患泌尿系统疾病

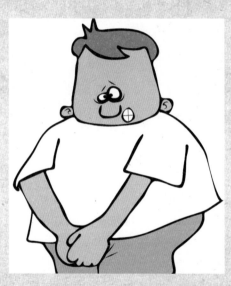

生理功能上，肾脏主司人身二阴、小便及水液代谢，且肾脏藏有先天之真元，是元精所在之本。精气神为人身三宝，而水行体质者自呱呱落地的那一刻起，就拥有较强的三宝之一，即其先天精气较为充盛。而膀胱是"州都之官"，有"津液藏焉，气化则能出矣"的功能，意思就是说膀胱的功能在于能够调理全身水液代谢。肺气有主管气机疏利、通调水道的功能，而膀胱其实就是具体落实命令，去实施运化气机、管理水液代谢的角色，简称为"化气利水"。

水性"润下"。因水往低处流，故可润泽水流之处。在人体中，属于水性的脏腑也对应在人体下焦之中，即肾和膀胱，二者互为表里，互相影响。因其为水之脏器，故能主管人身五脏（肝、心、脾、肺、肾）、六腑（胆、胃、大肠、小肠、膀胱及三焦膜原）、九窍（眼、耳、鼻各两个孔窍，加上口及前后二阴）的水液代谢。作为拥有贮藏特性之脏，肾脏藏而不泻；而作为发挥功能之腑，膀胱泻而不藏。所以说在对于水液的管理上，肾脏能够润下焦，济上焦，辅助中焦运化，是为"润下达上"；而膀胱就发挥了令水液代谢的重要功能，即以水气的流行之力来帮助人体排出无用的水液。

养生要点：不憋尿，护脊柱

从肾气充足的小儿时期，到肾气鼎盛的青春期，接着是肾气逐渐衰弱的壮年期，再到精气神的状态因加速下降而呈现紊乱情况的更年期。最后，当真元用尽，肾气亏乏，人也就走向了衰老直至死亡的路途。因此，水行体质者若要延缓衰老，就必须令自身拥有较为充沛的水气，让元气储藏在丹田之中，勿使神志过于亢奋，勿令精力过度使用，则精气神三宝便能处于混沌状态，归于肾元之中，以内蕴天真元阳，外附柔和阴水以护真阳的状态，达到健康少病、延年益寿的理想生理状态。

人体中，脊柱不仅是督脉所在之处，亦是人体阳气由内而外、自下而上的通道。自尾骶骨的长强穴开始向上至大椎穴，人体的阳气在不断地攀升。我们经常会有这样的体验，那就是如果长期坐姿不正确，就能够造成我们的脊柱受力不均，进而可能造成脊柱关节间的不自主挤压，导致脊柱侧弯，但当我们放松下来，或让按摩师帮我们整复脊柱之后，就会感觉特别有精神。这是因为脊柱端正了，阳气也就通了。

与水行脏腑息息相关的另一项生理功能，就是小便。当机体感受火热之邪，自然会想要赶紧将热邪排出体外，若正好遇上机体此时最为虚弱、最容易侵犯的脏腑为肾脏或膀胱时，热邪便停留在肾或膀胱中。一旦热邪排除不尽，遗留余热于水属脏器之中，就容易引发泌尿系统疾病，轻者可能是泌尿道感染，重者甚至还可能引发现代医学所谓的肾病综合征。

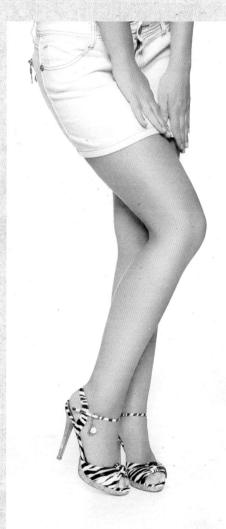

水行体质用药方

牛膝

[性味归经] 味苦、酸，性平；归肝经、肾经。

[功效] 活血祛瘀、补肝肾、强筋骨、利尿通淋、引血下行。

[主治] 腰膝酸痛、下肢痿软、血滞经闭、痛经、症瘕积聚、胞衣不下、热淋。

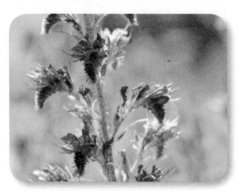

临证经验

　　牛膝除了有补益肝肾、强筋壮骨的功效之外，还有一个特点，就是能够治疗口舌生疮、咽喉疼痛、牙齿疼痛，或是对于头痛、眩晕等头部疾患也有很好的辅助治疗效果。而这些疗效的产生，就在于牛膝具有"引药下行"的作用。一方面它能活血通络补肝肾，一方面也能导在上之风、热、痰等邪气向下走，进而排出体外。

桑葚

[性味归经] 味甘、酸，性微寒；归心经、肝经、肾经。

[功效] 补血滋阴、生津止渴、润肠燥。

[主治] 阴血不足而致的头晕目眩、耳鸣心悸、烦躁失眠、腰膝酸软等症。

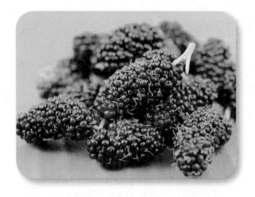

临证经验

　　桑葚也是中药的一种，而且具有很好的滋阴养血并提高抵抗力的作用。如同阿胶一样，临床上经常用于治疗阴血亏虚。不过阿胶还有止血之力，而桑葚可以润肠通便，所以通常是阿胶配合当归使用，用当归来弥补阿胶的润肠之力；而桑葚则配合何首乌，不仅可增强补益的力度，对润肠燥以及乌白发的作用也是很好的配伍。

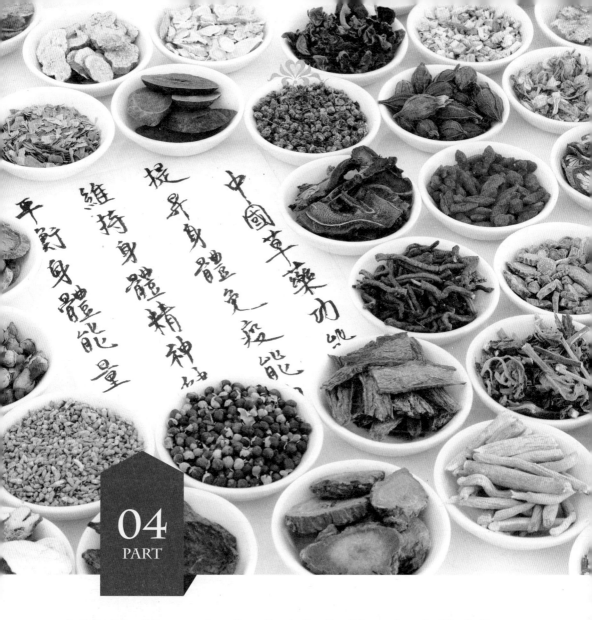

平衡身体能量

维持身体精神

提升身体免疫能力

中国草药功能

天然仙草，皇家宫廷中的明星药材

在科技并不发达的古代，古人都会选用天然仙草来治病、养生，后来许多皇家宫廷中的明星药材皆出自于草本植物。成书于明代的《本草纲目》就是这样一本日常养生保健"圣经"。它集古代养生保健知识之大成，收载了390余条有关养生、延年、益寿的医理及方药，并设有长寿例案数十则，为我国的保健医学、老年医学的发展做出了巨大的贡献。李时珍遵循《内经》五字要旨，养生之精微，兼收纵蓄百家长寿之奥诀，载入《本草纲目》之中。

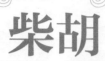

柴胡

感冒发热，药到病除

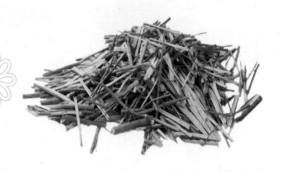

性味归经	功效与作用	用法用量	临床应用
性微寒，味苦；归肝经、胆经、肺经。	和解表里、疏肝、升阳。	每天3～9克，水煎服；或入丸、散。外用：适量，煎水洗；或研末调敷。	用治感冒发热、寒热往来、胸胁胀痛、月经不调、子宫脱垂、脱肛。

中药配伍 小柴胡汤

配方：柴胡30克，黄芩18克，人参18克，半夏18克，甘草（炙）18克，生姜18克，掰开的红枣12枚。

方解

胆为清净之府，无出无入，其经在半表半里，不可汗吐下，法宜和解。邪入本经，乃由表而将至里，当彻热发表，迎而夺之，勿令传太阴；柴胡味苦微寒，少阳主药，以升阳达表为君；黄芩苦寒，以养阴退热为臣；半夏辛温，能健脾和胃，以散逆气而止呕；人参、甘草，以补正气而和中，使邪不得传入；邪在半里半表，则营卫争，故用姜、枣之辛甘，以和营卫。

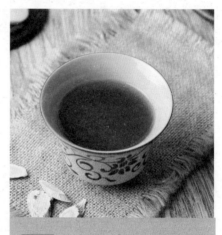

功效主治 具有和解少阳功效，治少阳病，往来寒热，胸胁苦满，默默不欲饮食，心烦喜呕等症。近代常用于感冒、疟疾、慢性肝炎、慢性胆囊炎等见有少阳证者。

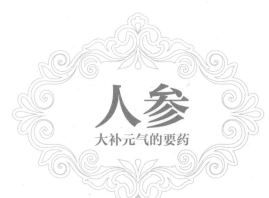

人参

大补元气的要药

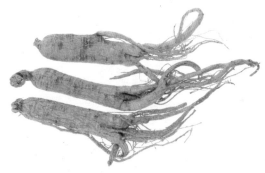

性味归经	功效与作用	用法用量	临床应用
性温、微寒；味甘，归心经、肺经、脾经、肾经。	大补元气、复脉固脱、补脾益肺、生津安神。	每天 3～9 克，另煎对入汤剂服。	治疗体虚欲脱、气短喘促、自汗肢冷、精神倦怠、失眠多梦、惊悸健忘、阳痿、尿频、一切气血津液不足之症。

中药配伍 人参归脾汤

配方：人参 80 克，白术 160 克，茯苓 160 克，甘草 40 克，黄芪 80 克，当归 160 克，木香 40 克，远志 160 克，龙眼肉 160 克，酸枣仁 80 克。

方解

方中人参、白术、茯苓、甘草补气健脾；当归、黄芪补气生血；龙眼肉、酸枣仁、远志养心安神；木香理气醒脾。诸药合用，能补益心脾。气旺血生，则失眠、惊悸、健忘诸症自愈。

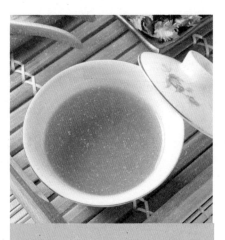

功效主治 具有益气补血，健脾养心的功效。用于心脾两虚、气血不足所致的心悸、怔忡、失眠健忘、食少体倦、面色萎黄以及脾不统血所致的便血、崩漏、带下等症。

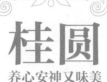

桂圆

养心安神又味美

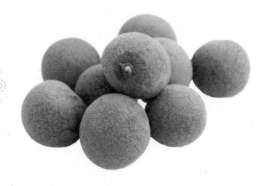

性味归经	功效与作用	用法用量	临床应用
性温，味甘；归心经、脾经。	补益心脾、养血安神。	每天 10 ～ 15 克，煎汤内服；或熬膏；或浸酒；或入丸、散。	用治心脾虚损之心悸、健忘、泄泻、水肿等；气血不足而致失眠、崩漏、经行眩晕。

中药配伍 调气养神汤

配方：桂圆 24 克，柏子仁 15 克，生龙骨 15 克，生牡蛎 15 克，远志 6 克，生地黄 18 克，天门冬 12 克，甘松 6 克，生麦芽 9 克，菖蒲 6 克，甘草 4.5 克，朱砂 0.9 克。

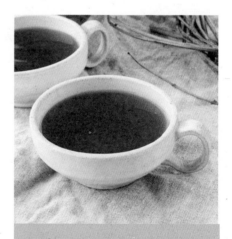

功效主治：滋血养神，清心调肝。主思虑过度，伤其神明；或因思虑过度，暗生内热，消耗心肝之血，以致心火肝气，上冲头部，扰乱神经。

方解

　　桂圆最能滋补血分，兼能保和心气之耗散，故以之为主药；柏子仁善养肝，兼能镇肝，又与龙骨、牡蛎之善于敛戢肝火、肝气者同用，则肝火、肝气自然不挟心火上升，不扰乱神经；用生地黄者，取其能泻上焦之虚热，更能助龙眼肉生血；用天门冬者，取其凉润之性，能清心宁悼，即以开燥痰；用远志、菖蒲者，取能开心窍、利痰涎，且能通神明。

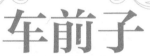

车前子

让小便畅通无阻

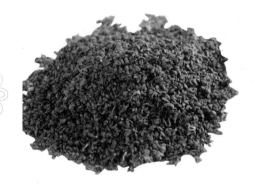

性味归经	功效与作用	用法用量	临床应用
性微寒，味甘；归肾经、肝经、肺经、小肠经。	清热利尿、渗湿通淋、明目、祛痰。	每天9～15克，包煎；或入丸、散。外用：适量，水煎洗或研末调敷。	用治热淋、石淋、小便不通、淋浊、水肿、湿盛所致的水泻、目赤障翳、风热目暗涩痛等。

中药配伍 车前草茶

配方：车前草、鱼腥草各100克。

方解

车前草与鱼腥草都具有治疗慢性气管炎，急性扁桃体炎，急性黄疸型肝炎，急、慢性细菌性痢疾等功效，两者一起合用可以清热利尿，对治疗尿路感染、水肿、高血压均有疗效，常服无毒，无不良反应。

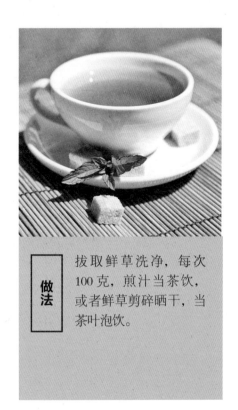

做法

拔取鲜草洗净，每次100克，煎汁当茶饮，或者鲜草剪碎晒干，当茶叶泡饮。

熟地黄

补血的救星

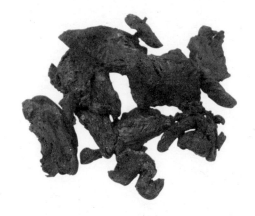

性味归经	功效与作用	用法用量	临床应用
性微温，味甘；归肝经、肾经。	补血滋阴、益精填髓。	内服：用量10～30克，或入丸、散，或熬膏，或浸酒。	用于血虚萎黄、心悸怔忡、月经不调、崩漏下血、肝肾阴虚、腰膝酸软、骨蒸潮热、盗汗遗精、内热消渴、眩晕、耳鸣、须发早白。

中药配伍 四物汤

配方：熟地黄15克，当归15克，白芍10克，川芎8克。

方解

四物汤可治疗妇女月经不调、胎产疾病、荨麻疹以及过敏性紫癜等属阴血虚滞病症。方中熟地黄归肝经、肾经，善于滋养阴血、补肾填精，为补血要药，作为君药；当归辛温，归肝经、心经、脾经，为补血良药，兼具活血作用，且为养血调经要药，为臣药；白芍养血益阴，川芎活血行气，二药共为佐药。四药配伍使用，能补血调血。

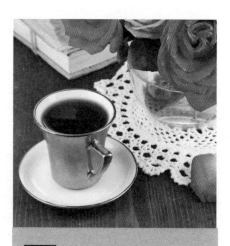

功效主治

补血调血；适用于平时头晕目眩，心悸失眠，面色无光泽，月经不调，经量少或经闭，脐腹疼痛，口唇、爪甲色淡者。

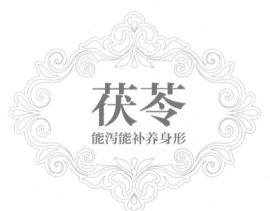

茯苓

能泻能补养身形

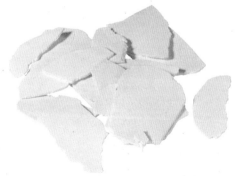

性味归经	功效与作用	用法用量	临床应用
性平，味甘、淡；归心经、肺经、脾经、肾经。	利水渗湿、健脾宁心。	每天 9 ~ 15 克，煎服或入丸服。	用治水肿尿少、痰饮眩悸、脾虚食少、便溏泄泻、心神不安、惊悸失眠。

中药配伍 八珍汤

配方：人参 30 克，炒白术 30 克，茯苓 30 克，当归 30 克，川芎 30 克，白芍 30 克，熟地黄 30 克，炙甘草 30 克。

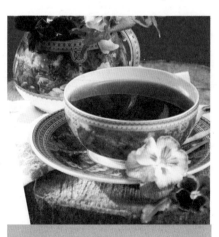

方解

　　可治疗病后虚弱、各种慢性病、妇女月经不调等属气血不足病症。方中人参与熟地黄相配，益气养血，共为君药，炒白术、茯苓健脾渗湿，协人参益气补脾，当归、白芍养血和营，助熟地黄补益阴血，四药均为臣药；川芎活血行气，使补而不滞，为佐药；炙甘草益气和中，调和诸药，为使药。上述药物配合使用，可补益气血。

功效主治 具有补益气血功效。适用于平时面色苍白或萎黄、头晕眼花、四肢倦怠、气短懒言、心悸怔忡、食欲减退、月经不调者。

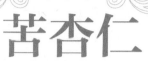

苦杏仁

补肺润肠止咳快

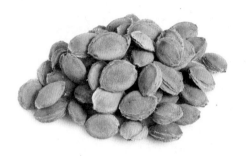

性味归经	功效与作用	用法用量	临床应用
性微温，味苦；归肺经、大肠经。	止咳平喘、润肠通便。	每天5～10克。	用于咳嗽、气喘、痰多、肠燥便秘等病症。

中药配伍 桑菊饮

配方：桑叶7.5克，连翘5克，生甘草2.5克，菊花3克，薄荷2.5克，芦根6克，苦杏仁6克，桔梗6克。

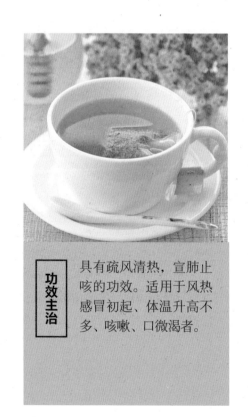

功效主治 具有疏风清热，宣肺止咳的功效。适用于风热感冒初起、体温升高不多、咳嗽、口微渴者。

方解

桑菊饮可治疗感冒、急性支气管炎、肺炎、急性结膜炎、角膜炎等。方中桑叶可疏散头目风热，能清宣肺热而止咳嗽；菊花疏散风热，清利头目而肃肺，与桑叶共为君药；薄荷疏散风热，苦杏仁肃降肺气；桔梗开宣肺气，与苦杏仁组合，一宣一降，二者与薄荷共为臣药；连翘透邪解毒，芦根清热生津，二者共为佐药；生甘草为使药，能调和诸药。以上药物相配伍，能达到疏风清热、宣肺止咳的目的。

山药

益气补脾当仁不让

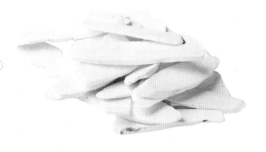

性味归经	功效与作用	用法用量	临床应用
性平，味甘；归脾经、肺经、肾经。	补脾养胃、生津益肺、补肾涩精。	每天 15～30 克，内服煎汤。	用治脾虚食少、久泻不止、肺虚喘咳、肾虚遗精、带下、尿频、虚热消渴等。麸炒山药补脾健胃，用治脾虚食少、泄泻便溏、白带过多。

中药配伍 消渴汤

配方：黄芪 20 克，生地黄 30 克，天花粉 30 克，山药 30 克，五味子 30 克，玉米须 30 克，葛根 30 克。

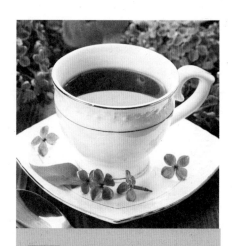

方解

消渴汤可治疗尿糖及血糖升高属气阴两虚。方中黄芪补气升阳，布津摄液；生地黄滋肾养阴，清热生津，共为君药。天花粉清热泻火，生津止渴；山药补脾益肾养阴，二药共为臣药。五味子敛肺滋肾，生津止渴；玉米须清热利尿消肿；葛根升阳布津，生津止渴，以上三种药物同为佐药。本方具有滋肾养阴、益气生津的作用。

功效主治

具有滋阴养肾，益气生津的功效；适用于多饮、多尿、多食、消瘦、体倦乏力、睡眠差、腰痛者。

黑芝麻

身面光泽耳无疾

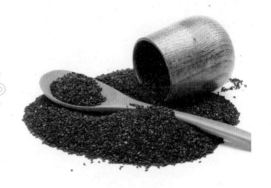

性味归经	功效与作用	用法用量	临床应用
性平，味甘；归肝经、肾经、大肠经。	补肝肾、益精血、润肠燥。	每天9～15克，水煎服或入丸散。	用治头晕眼花、耳鸣耳聋、须发早白、病后脱发、肠燥便秘、肝肾不足、风痹、瘫痪、妇人乳少。

中药配伍 蜂蜜拌黑芝麻

配方：黑芝麻200克，蜂蜜适量。

方解

  黑芝麻药食两用，具有补肝肾、滋五脏、益精血、润肠燥等保健功效，被视为滋补圣品；蜂蜜具有滋阴润燥、补虚润肺、解毒的作用。二者搭配，能增强濡润肠道的作用，防治阴虚津枯型便秘，症见大便干结、如羊屎状，形体消瘦，头晕耳鸣，心烦失眠，潮热盗汗，腰酸膝软。

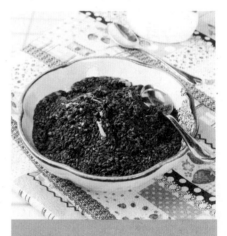

做法

将黑芝麻小火炒熟，与蜂蜜拌在一起贮存在瓶子里，每天舀一两勺吃。便通即可不再食用。

枸杞

药食两用的佳品

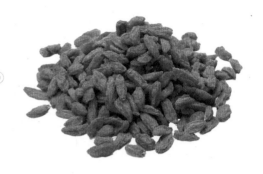

性味归经	功效与作用	用法用量	临床应用
性平，味甘；归肝经、肾经。	滋补肝肾、益精明目。	每天 6 ~ 12 克，水煎服；或入丸、散、膏、酒剂。	用治虚劳精亏、腰膝酸痛、眩晕耳鸣、内热消渴、血虚萎黄、目昏不明。

中药配伍 枸杞菊花茶

配方：枸杞 5 克，菊花 3 克。

方解

    枸杞具有滋补肝肾、益精明目的作用；菊花具有散风清热、平肝明目、清热解毒的作用。二者配伍煎茶饮用，能补肝平肝，适用于高血压及其引起的头痛、目赤、目胀痛、易怒等病症。

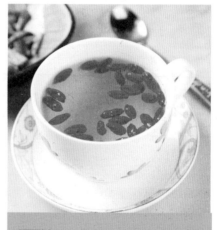

做法
砂锅中注入适量清水烧开，倒入洗净的菊花，搅拌均匀。煮沸后用小火煮约10分钟，撒上洗净的枸杞，搅拌均匀。用小火续煮约3分钟，至其析出营养物质。

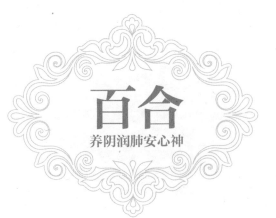

百合
养阴润肺安心神

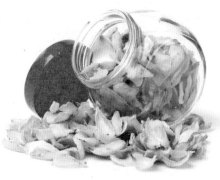

性味归经	功效与作用	用法用量	临床应用
性寒，味甘；归心经、肺经。	养阴润肺、清心安神。	每天6～12克，水煎服。	用治阴虚久咳、痰中带血、虚烦惊悸、失眠多梦、精神恍惚。风寒咳嗽、脾胃虚寒、大便滑泄者忌服。

中药配伍 黄芪百合饮

配方：生黄芪、百合各20克，红枣20枚，红糖适量。

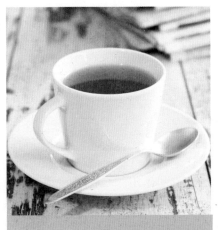

方解

　　黄芪有增强机体免疫功能、抗应激、降压和较广泛的抗菌作用，搭配滋阴润肺的百合与补血益气的红枣、红糖煮汤，可增强人体抗病能力，并具有抗过敏、安神作用，适宜过敏性鼻炎患者饮用。

做法

红枣洗净，去核，撕成两半；黄芪、百合冲洗干净。红枣、黄芪、百合一起下入锅中，加适量清水煎煮，最后加入红糖调味。每天分2次服用，喝汤吃百合、红枣。

桂枝

发汗解肌，温经通络

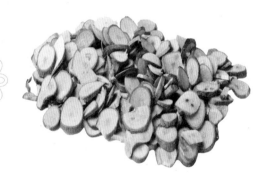

性味归经	功效与作用	用法用量	临床应用
性温，味辛、甘；归膀胱经、心经、肺经。	解肌发表、温经通脉、助阳化气、平冲降气。	每天3～9克。内服：煎汤或入丸、散。	用治风寒感冒、脘腹冷痛、血寒经闭、关节痹痛、痰饮、水肿、心悸、奔豚。

中药配伍 桂枝汤

配方：桂枝9克，芍药9克，生姜9克，红枣3枚，炙甘草9克。

方解

方中桂枝为君药，能助卫阳、通经络，祛在表之风邪。芍药为臣药，益阴收敛。生姜辛温，既助桂枝辛散表邪，又兼和胃止呕；红枣甘平，既能益气补中，还可滋脾生津，与生姜共作为佐药。炙甘草配合桂枝辛甘化阳，配合芍药酸甘化阴，共为使药。诸药配伍，达到解肌发表的目的。

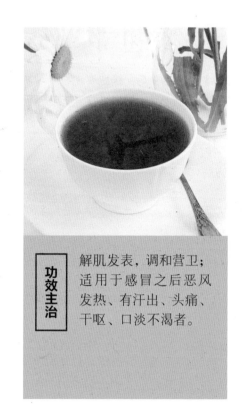

功效主治 解肌发表，调和营卫；适用于感冒之后恶风发热、有汗出、头痛、干呕、口淡不渴者。

桔梗

宣肺利咽，清痰排脓

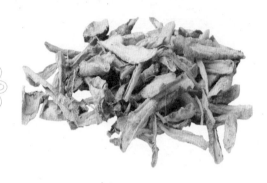

性味归经	功效与作用	用法用量	临床应用
性平，味苦、辛；归肺经	宣肺利咽、祛痰排脓。	每天3～10克。	用于咳嗽痰多、胸闷不畅、咽痛音哑、肺痈吐脓等病症。

中药配伍 银翘散

配方：连翘9克，银花9克，桔梗6克，薄荷6克，芦根、竹叶各4克，生甘草5克，荆芥穗5克，淡豆豉5克，牛蒡子9克。

方解

方中连翘、银花为君药，能疏散风热，清热解毒。薄荷、牛蒡子疏散风热，清利头目；荆芥穗、淡豆豉疏散外邪，四药均为臣药。芦根、竹叶清热生津；桔梗开宣肺气，三药同为佐药。生甘草为使药，调和药性。上药合用，能起到辛凉透表、清热解毒的作用。

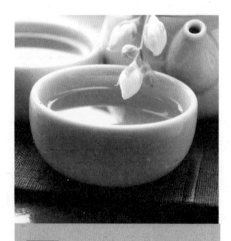

功效主治

辛凉透表，清热解毒；适用于感冒后体温升高、微恶风寒、无汗或有汗不畅、头痛、口渴、咳嗽咽痛者。

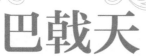

巴戟天

补肾助阳，祛风除湿

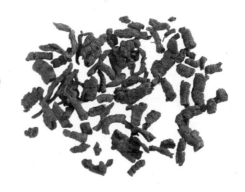

性味归经	功效与作用	用法用量	临床应用
性微温，味甘、辛；归肾经、肝经。	补肾阳、强筋骨、祛风湿。	内服：煎汤，每天 6～15 克；或入丸、散，亦可浸酒或熬膏。	用治阳痿遗精、宫冷不孕、月经不调、少腹冷痛、风湿痹痛、筋骨萎软。

中药配伍 巴戟杜仲健肾汤

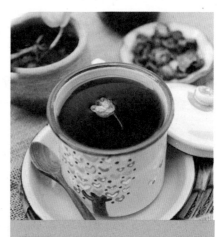

配方：巴戟天、杜仲、怀山药、茯苓、枸杞各 12 克，黑豆 30 克，排骨块 200 克，盐适量。

方解

将杜仲、巴戟天、茯苓装入隔渣袋里，系好袋口，装入碗中，再放入怀山药、枸杞，倒入清水泡发 10 分钟；黑豆泡发 2 小时；排骨汆烫片刻。砂锅注水，倒入排骨块、黑豆及所有药材，大火煮开后转小火煮 100 分钟至有效成分析出，加入盐调味即可。1 日 1 剂。

功效主治 此方温肾壮阳、益气补精，适用于早泄伴腰膝酸软、四肢不温、遗尿、遗精等病症的患者。

当归

调经止痛，润燥滑肠

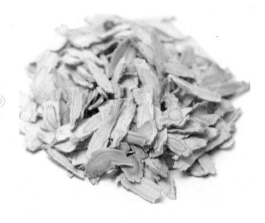

性味归经	功效与作用	用法用量	临床应用
性温，味甘、辛；归肝经、心经、脾经。	补血调经、活血止痛。	内服：煎汤，每天6～12克。	用于月经不调、闭经、痛经、慢性盆腔炎、产后瘀滞腹痛、崩漏、贫血、血虚头痛、眩晕等病症。

中药配伍 当归四逆汤

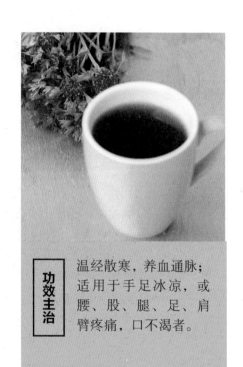

配方：当归12克，桂枝9克，芍药9克，细辛3克，通草6克，红枣8枚，炙甘草6克。

方解

　　方中当归养血和血；桂枝温经散寒，与当归共为君药。细辛温经散寒，助桂枝温通血脉；芍药养血敛阴，助当归补益阴血，二者共为臣药。通草畅通气血；红枣、炙甘草健脾养血，三药共为佐药。重用红枣，既配合当归、芍药以补血，又防桂枝、细辛燥烈太过，伤及阴血。炙甘草兼调药性而为使药。以上药物合用，可温经散寒、养血通脉。

功效主治 温经散寒，养血通脉；适用于手足冰凉，或腰、股、腿、足、肩臂疼痛，口不渴者。

甘草

十方九草，调和诸药

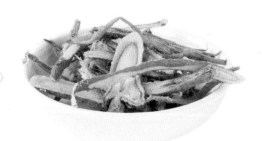

性味归经	功效与作用	用法用量	临床应用
性平，味甘；归心经、胃经、脾经、肺经。	补脾益气、止咳祛痰、缓急定痛、调和药性。	内服：煎汤，每天2～6克，调和诸药用量宜小。	治疗脾胃虚弱、中气不足、咳嗽气喘、痈疽疮毒、腹中挛急作痛、缓和药物烈性、解药毒。清热应生用，补中宜炙用。

中药配伍 茯苓甘草茶

配方：茯苓12克，甘草10克。

方解

此方中茯苓利水渗湿、健脾宁心；甘草缓急止痛、祛痰止咳。二者配伍煎茶饮用，能利心肺水湿、祛痰止咳，可防治心肺型哮喘，症见喘咳气逆、难以平卧、咳痰稀白、心悸、面目肢体水肿、小便量少、怯寒肢冷、面唇青紫。

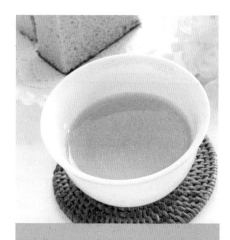

做法

砂锅中注入适量清水烧开，放入备好的茯苓、甘草，搅拌均匀。盖上盖，用小火煮20分钟，至药材析出有效成分。揭开盖，将药材及杂质捞干净。

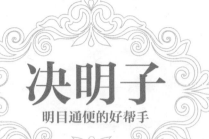

决明子

明目通便的好帮手

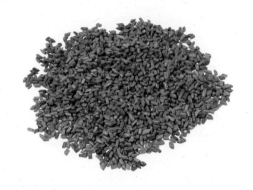

性味归经	功效与作用	用法用量	临床应用
性微寒，味苦、甘；归肝经、肾经、大肠经。	清热明目、润肠通便。	每天10～15克，煎汤内服，大量可用至30克。	用治虚火上攻或肝经风热等所致目赤肿痛、多泪以及夜盲症；热结便秘、肠燥便秘；肝阳上亢之头晕头痛等。

中药配伍 决明子茶

配方：决明子25克，蜂蜜3克。

方解

决明子有清肝明目、利水通便、祛风湿、益肾的作用，能抗血小板聚集，降低血浆胆固醇、三酰甘油，并降低肝中三酰甘油的含量，降脂、降压效果明显且持续时间较长。本方可治疗高血压引起的头痛、目昏等症。

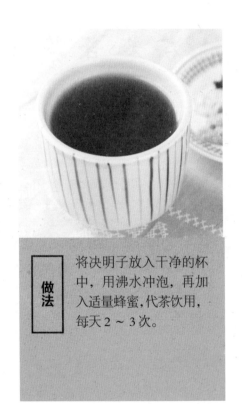

做法	将决明子放入干净的杯中，用沸水冲泡，再加入适量蜂蜜，代茶饮用，每天2～3次。

菊花

清热明目，疏风解毒

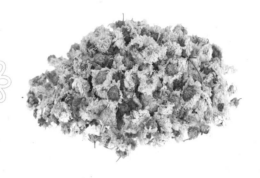

性味归经	功效与作用	用法用量	临床应用
性微寒，味甘、苦；归肺经、肝经。	散风清热、平肝明目。	每天 5 ~ 9 克，水煎或沸水泡服。	用治风热感冒、头痛眩晕、目赤肿痛、眼目昏花。

中药配伍 苦瓜菊花汤

配方：苦瓜 500 克，菊花 2 克。

方解

中医认为，苦瓜味甘苦、性寒凉，能消暑解热、清心除烦、解毒明目，苦瓜中的苦瓜皂苷还有快速降糖、调节胰岛素的功能，可增加胰岛素的敏感性；菊花有散风清热、平肝明目、镇静解热的作用，其所含的化学成分还可抑制诱发糖尿病眼病与神经损伤相关酶的活性。二者搭配煮汤，适宜糖尿病患者饮用。

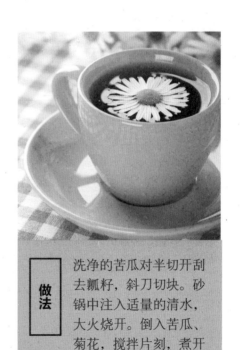

做法

洗净的苦瓜对半切开刮去瓤籽，斜刀切块。砂锅中注入适量的清水，大火烧开。倒入苦瓜、菊花，搅拌片刻，煮开后略煮一会儿至食材熟透即可。每日 2 次。

乌梅

生津止渴的救星

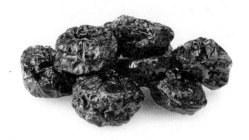

性味归经	功效与作用	用法用量	临床应用
性平，味酸、涩；归肝经、脾经、肺经、大肠经。	敛肺、涩肠、生津、安蛔。	每天6~12克。外用适量，捣烂或炒炭研末外敷。	用治肺虚久咳、久泻、久痢、蛔厥腹痛、呕吐、虚热消渴、崩漏下血、疮毒等。

中药配伍 乌梅甘草饮

配方：乌梅肉、生甘草、沙参、麦冬、桔梗、玄参各10克，蜂蜜适量。

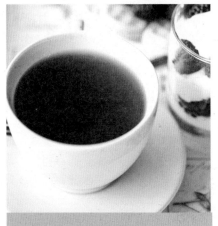

方解

乌梅肉具有敛肺、涩肠、生津、安蛔的功效；生甘草可补脾益气、清热解毒、缓急止痛；沙参、麦冬、桔梗、玄参等都可滋阴清热。因此，本品能清热泻火、生津止渴，可辅助治疗口腔溃疡伴口臭。

做法 将乌梅肉、生甘草、沙参、麦冬、桔梗、玄参分别洗净，备用。将洗净的药材放入炖盅内，加入适量的清水，用小火蒸煮大约5分钟。取汁倒入杯中，加入适量蜂蜜。

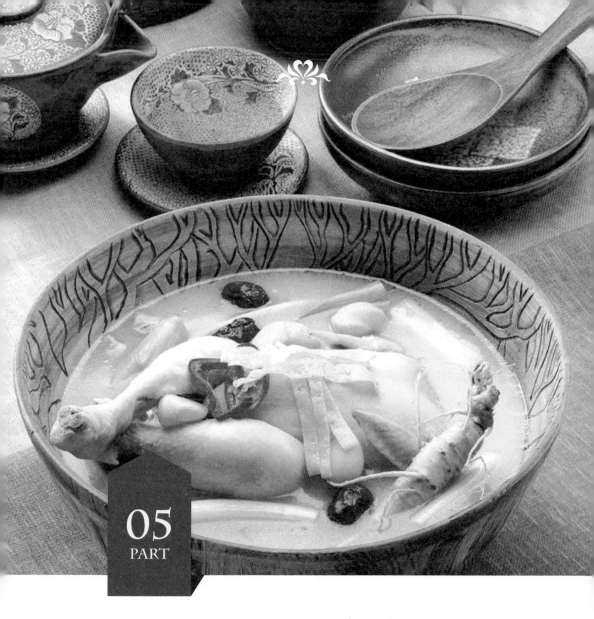

05 PART

皇家饮食调养秘方

孙思邈曾说过："作为医生，一定要先了解得病的原因，清楚为什么身患疾病，先用食物疗法，如果还是不能够痊愈，就用药物疗法，这样能够病去九分。因此善于养生的人，如果能够谨慎为之，那么养生之道，自然富足。"中医有"治未病"的说法，即上古圣人一般都是喜欢调理没病的人，而不喜欢治理有病的人，所以更加看重饮食疗法，把病痛扼杀在摇篮之中。

01

八仙糕

慈禧太后的健脾方

清宫一个重要的药补方法，就是"补脾"。中医"脾"，并非西医解剖学上的脾脏，而是几乎包括脾、胃、肝、胆在内的所有消化系统器官及其功能，为人的后天之本。

清宫最重要的健脾益胃成方——八仙糕，有党参（或人参）、茯苓、白术、薏米、芡实、扁豆等8种中药材料，性味不热不寒，平和温补，健脾益胃，屡有良效，故宫中常用之。

据清宫医案记载，"乾隆四十三年二月十九日起，至八月十四日，皇上用八珍糕四次，用过二等人参八钱。""乾隆五十二年十二月初九日起，至五十三年十二月初三日，皇上用八珍糕九次，用过四等人参四两五钱。"当时，乾隆帝弘历已年过八旬，暮年之人，先天、后天俱亏损，阴阳气血虚损叠至，故频用此糕，颇为适合。

到了晚清时期，慈禧太后更喜欢服用"八仙糕"。清宫医案记载：光绪六年九月十三日，御医李德立为慈禧太后拟八珍糕——茯苓、莲子、芡实、扁豆、藕粉、薏米各100克，共研极细末，加白糖，兑为糕。据说，慈禧太后因脾胃长期不和而经常服用此糕。陈可冀、周文泉等专家，通过《清宫八仙糕治疗老年人脾虚证的疗效分析》研究，证明老年人服八仙糕后，脾虚诸证明显减少。

由此可见，八仙糕对脾虚证有较好疗效，尤其以脾虚偏阳虚者疗效明显。研究观察还表明，八仙糕能提高木糖排泄率及血清胡萝卜素浓度，故可推知八仙糕有加强小肠吸收功能的作用。

八仙糕

功效：补脾和胃，利湿止泻。主治饮食不消、大便泻痢。

材料

党参（或人参）、茯苓、炒白术、炒薏米、炒芡实、山药、莲子各5克，陈皮3克，糯米粉600克，粳米粉400克，白糖100克。

做法

1 先将莲子用温水泡后去皮、去莲心，与其他药同放锅内，加水，用武火烧沸后转用文火煮30分钟取汁。

2 将粳米粉、糯米粉、白糖、药汁和匀，揉成面团，切成条糕，上笼蒸30分钟。

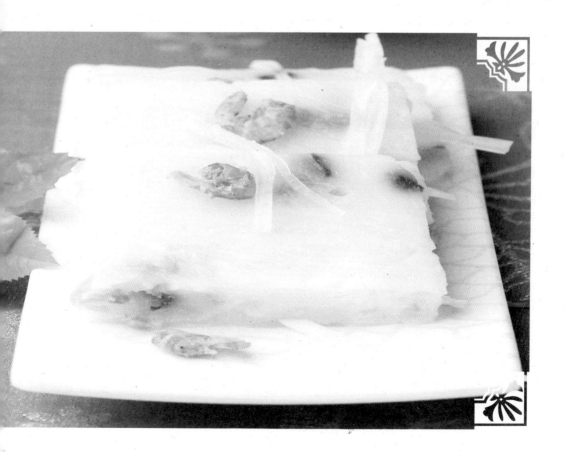

02

屠苏酒

药酒之极品

辽、金、元时期，药酒越来越繁多，应用日益广泛。这一时期，宫廷常用的药酒主要有：屠苏酒、醍醐酒、五味子酒、人参酒、五加皮酒，等等。现将最富盛名的屠苏酒、醍醐酒等做以介绍，以飨读者。

屠苏酒是我国古代用以避瘟防疫的一种药酒，每年除夕时必喝之。宋代大政治家王安石在《元日》这首名诗中写道："爆竹声中一岁除，春风送暖入屠苏。千门万户曈曈日，总把新桃换旧符。"宋代大文豪苏辙在《除日》一诗中感叹："年年最后饮屠苏，不觉年来七十余。"清代文人马之鹏也有诗曰："添年便惜年华减，饮罢屠苏转叹嘘。"《红楼梦》第五十三回描写了贾府除夕饮屠苏酒的场面："男女东西归坐，献屠苏酒、合欢汤、吉祥果、如意糕毕，贾母起身进内阁更衣，众人方各散。"由是观之，饮屠苏酒在古代何其有名，它既可以避瘟疫，又成为一种民族习俗。此外醍醐酒也享有盛誉，一直作为美酒的代名词而传承。醍醐从牛奶中提炼、发酵而成。《涅盘经》云："从牛出乳，从乳出酪，从酪出生酥，从生酥出熟酥，熟酥出醍醐。醍醐最上，……佛以如是。"醍醐味甘美，可以入药。汉代"医圣"张仲景云："佛书称乳成酪，酪成醍醐"。佛教的一项仪规是，以醍醐灌人之顶，给人以智慧，使人保持清醒，故有"醍醐灌顶"这一著名成语。唐代大诗人白居易在《将归一绝》诗中说："更怜家酝迎春熟，一瓮醍醐待我归。"清宫医案专家认为，醍醐为牛乳制成的食用脂肪，类似今日之奶酪，营养丰富，可以滋阴、润燥、止渴，适用于虚劳肺萎、咳唾脓血、消渴、便秘、风痹、皮肤瘙痒等症。

屠苏酒

屠苏酒，是在中国古代春节时饮用的酒品，故又名岁酒。

材料

大黄、花椒、桔梗、肉桂、防风各25克，白术、虎杖各10克。

做法

将上药研末，装入绢袋中，春节前一日，将盛有药物的绢袋沉入井底，第2天正月初一早晨取药，浸入一瓶清酒中，煮沸数次后饮用。

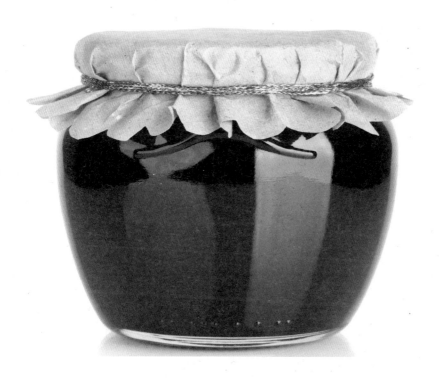

03

锅巴粥

慈禧太后食不厌的佳肴

　　山珍海味皆备于皇宫。凌驾于皇帝之上的"老佛爷"慈禧太后，更是食遍天下鲜美之物，堪称中国历史上最有口福的"美食家"。她中年之后，尤其喜食肥甘厚味，特别爱吃肥鸭。慈禧一顿饭吃百样菜，还随意点吃各种菜肴，每添一样，以后就不许减少。饭桌上的美味佳肴令人眼花缭乱，而大部分菜肴连一口也没有动，就原封不动地端下去了。颐和园专设的慈禧御膳房，占了8个院落，为她一个人烹调饭菜的太监达120多人。

　　中医经典《黄帝内经》云："膏粱之变，足生大疔。"即是说，贪吃肥甘厚味的食物，会酿成大病。由于西太后贪食油腻之物，加之养尊处优，不注意运动，因此胃肠受累。据慈禧脉案记载，"老佛爷"常有"饮食半膳不香""夜寐欠实，晚膳消化缓慢，时有头晕，夜间倒饱，曹杂作呕"，以及"精神软倦""大便带溏""腹中作泻"等症。西太后临终前一天的脉案还记载道：由于"胃热肝燥，肾不摄津"，大行前数小时"气虚魔生，精神萎靡，舌短口干，胃不纳食"。

　　宫廷御医为了医治慈禧以上病症，除了经常给她服用人参、莲子、焦三仙等健脾养胃、助消化的药物外，还给她下过大黄、芒硝、枳壳、厚朴等峻泻通便的"虎狼之药"，此方即张仲景《伤寒论》中的大承气汤。据说为了养胃，慈禧最爱吃的是粳米锅巴，几乎无一日不吃，成了饭桌上必备的食品。有时干吃锅巴片，有时配料做成菜，有时研末调服。直至临终前，她还忘不了吃锅巴。光绪三十四年十月二十一日即慈禧去世的前一天，女御医施焕给西太后所拟处方为："粳米饭锅巴焙焦，研细末服用。"

锅巴粥

功效：锅巴含有蛋白质、维生素，营养丰富、香脆可口。

材料

粳米 100 克，锅巴 (小米)200 克，
莲子 20 克，白砂糖 10 克。

做法

1　将锅巴掰碎。

2　粳米淘洗干净，用冷水浸泡半小时，捞出，沥干水分。

3　砂锅放入冷水、粳米，先用旺火煮开，然后改用小火熬煮，至粥将成时，加入锅巴和莲子，再略煮片刻，加白糖调味。

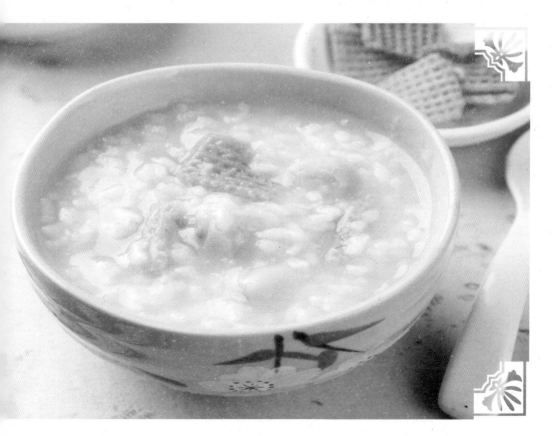

04

生脉散

太医院临终救命药

今人难以想象，在没有输血、输氧、输液，以及人工呼吸等现代西医急救手段的古代社会，医家也能采取传统的中医方剂——生脉散，进行急救，在一定程度上达到"起死回生"的效果。这是因为，中医学在发展过程中融汇了自然科学、人文科学和社会科学之诸多因素，集中华民族数千年文化于一身，其独特理论之博大精深，其临床经验之丰富多彩，在世界传统医学之林中实为罕见。

清宫帝后临终救命药——生脉散，有人参、麦冬、五味子三味中药材料，具有益气敛汗、养阴生津之功效，主治热伤元气、阴津大耗、汗多体倦、气短口渴、脉来虚弱，以及久咳肺虚、呛咳少痰、短气自汗、口干舌燥等症。

一般认为，此方出自我国金元四大医家之一的金代李杲所著之《内外伤辨惑论》，但也有人认为出自唐代名医孙思邈所著《千金方》，还有人认为最早记载应是金代张元素所撰之《医学启源》一书。清宫皇帝后妃在生命垂危、弥留之际常用此方进行急救。如：乾隆六十四年正月初三卯正一刻，即乾隆帝临终当日，太医徐景云、沙惟一诊得太上皇（当时乾隆为太上皇）"年高气虚"，进生脉散加减抢救，以人参为君药，用量达六钱之多。当日太医院的记载说："太上皇圣脉散大，原系年老气虚，屡进参莲饮（即生脉散加莲子）无效。于本日辰刻驾崩。"

生脉散

功效：益气生津，敛阴止汗。

材料

人参9克，麦冬9克，五味子6克。

做法

人参、五味子、麦冬各用冷水浸泡半小时后，放入水中煎煮，水沸后 10 ～ 15 分钟即可饮用，但症状缓解后最好停服，可间断性地使用。

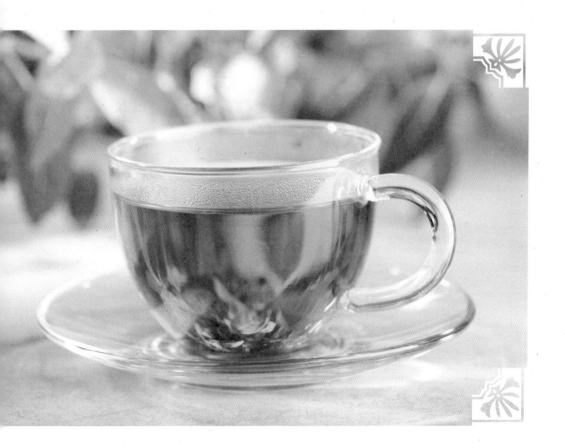

05

茯苓糕

慈禧太后常用的补益剂

清宫补脾之剂并不限于八仙糕。除了八仙糕外，仅慈禧太后一人常用的补益剂就有茯苓糕、保元固本糕、十全大补丸、扶元和中糕、加味扶元和中糕、扶元益阴糕、加味扶元益阴糕，以及噙化人参，等等。

茯苓是一种名贵真菌，为多孔菌科寄生植物茯苓菌的干燥菌核，具有利水渗湿、健脾补中、宁心安神等功效，可以治疗小便不利、水肿胀满、停饮不食、脘闷腹泻、心悸怔忡、失眠多梦。茯苓既是药物，又是食物，我国第一部药物学专著《神农本草经》就将其列为"上品"之药。在封建王朝时代，茯苓早已被视为延年益寿之珍品。慈禧太后就将茯苓作为日常性的补品来享受。西太后不仅自己长期享用，还经常用茯苓糕赏赐有功之臣。

在清代，朝野都有用茯苓作补品的习惯。曹雪芹在《红楼梦》中多处写到茯苓，如第六十回《茉莉粉替去蔷薇硝，玫瑰露引出茯苓霜》写道，五儿的舅母为了答谢五儿妈所赠玫瑰露，特意包了一包茯苓霜给五儿妈说："昨日有广东的官儿来拜，送了上头两小篓子茯苓霜，余外给了门上一篓作门礼，你哥哥分了这些。昨儿晚上，我打开看了看，怪俊，雪白的。说拿人奶和了，每日早起吃一盅，最补人的。没人奶就用牛奶；再不得就是滚白水也好。我们想着正是外甥女儿吃得的。"

茯苓饼作为一种上好的补品，一直延续到现在。目前，北京市场上出售的茯苓饼，已成为外地来京出差者、旅游者最青睐的重点食品。近年来，我国一些食品企业已将茯苓制成茯苓酥、茯苓糕、茯苓饼、茯苓酒等保健食品，深受海内外人士欢迎。

茯苓糕

功效：健脾补中，宁心安神。

材料

茯苓50克，面粉450克。

做法

1 把茯苓烘干，打成粉，与面粉混匀。

2 把茯苓、面粉混匀，加入发酵粉，用清水揉合成面团发酵。

3 把茯苓糕上笼用武火大气蒸熟即成。

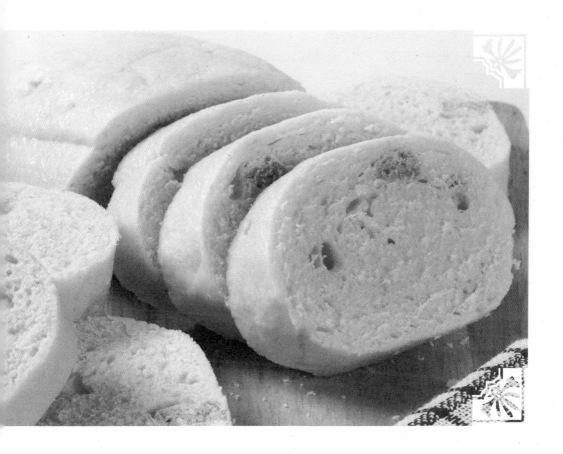

06

灵芝鸡汤

秦始皇，踏遍天涯觅灵芝

关于灵芝的传说，相传是司马迁在《史记·秦始皇本纪第六》中记载方士卢生为觅仙药灵芝对秦始皇的一段荒唐游说得来。据说，秦始皇派八百童男童女从古称"碣石"，今为秦皇岛的地方入海"求仙"，所求"仙药"不是别的，就是灵芝。

早在周朝的《列子·汤问》一书中就有"朽壤之上，有菌芝者"的论述，这是世界上多菇类也包括灵芝的最早的记载。

灵芝入药早见于《神农本草经》，该书根据灵芝颜色将其分为"六芝"（也有"五芝"之说，无青芝），即赤芝（丹芝）、黄芝（金芝）、白芝（玉芝）、黑芝（玄芝）、紫芝（木芝）、青芝（龙芝），并详细地描述了此六类灵芝的药性、气味和主治，如"赤芝苦、平、无毒，主治'胸中结'，益心气，补中，增智慧，不忘"；"黑芝咸、平、无毒，可主治'癃'，利水道、益肾气、通九窍、聪察"；"青芝酸、平、无毒，可明目，补肝气，安精魂，仁恕"；"白芝辛、平、无毒，主治'咳逆上气'，益肺气，通利口鼻，强志意，勇捍，安魄"；"黄芝甘、平、无毒，主治'心腹五邪'，益脾气，安神，忠信和乐"；"紫芝甘，温（平）、无毒，主治'耳聋'，利关节，保神，益精气，坚筋骨，好颜色"。

中医认为，灵芝性温、味淡，归心经、肺经、肝经、肾经，有滋补强壮、疗虚补气、益智安神的功效，这也是灵芝通常被当作延年益寿、扶正祛病的原因。现代研究也认为，灵芝有对抗癌、防治艾滋病、抗衰老、有效抑制传染性病毒、改善并预防过敏性皮质的作用，还对肝炎、胃炎、十二指肠溃疡、肾炎有明显的治疗作用。

灵芝鸡汤

功效：增强免疫力，调节内分泌，防止衰老。

材料

灵芝 30 克，怀山药 20 克，枸杞 10 克，香菇 10 克，桂圆 15 克，陈皮 5 克，红枣、罗汉果各少许，鸡 1 只。

做法

1 鸡去皮洗净、汆烫，备用；陈皮浸软。

2 锅中放适量的水，水滚后放入鸡、怀山药、枸杞、香菇、陈皮、红枣、罗汉果，煲 1 小时 45 分钟。

3 放入桂圆肉接着煲 15 分钟，即可调味食用。

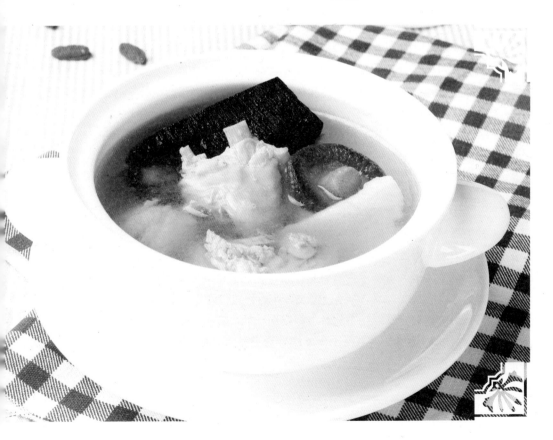

07

五味子膏

慈禧服用的五味子膏

《慈禧光绪医方选议》记述了慈禧服用五味子膏案。

五味子膏在宋代药物学家寇宗奭的《本草衍义》和明代医家李梴的《医学入门》中有介绍。《本草衍义》载："治肺虚寒，五味子方红熟时采得，蒸烂研滤汁，去子，熬成稀膏。量酸甘入蜜，再上火待蜜熟，俟冷，器中贮，作汤，时时服。"《医学入门》用治梦遗虚脱，熬膏方法与寇氏相同，服用方法，"每服一、二匙，空心白滚汤调服。"

御医用的是沿袭古法，对于主治及病证记录不详。从功用分析，五味子具五味，对五脏都有调养补益的作用。《新修本草》："其果实五味，皮肉甘、酸，核中辛、苦，都有咸味，此则五味俱也。"孙思邈说："五月常服五味子以补五脏气。"

五味子虽调补五脏，但毕竟性温、味酸涩，长于收敛固涩，益气生津。《本草汇言》说："凡气虚喘急，咳逆劳损，精神不足，脉势空虚，或劳伤阳气，肢体羸瘦，或虚气上乘，自汗频来，或精元耗竭，阴虚火炎，或亡阴亡阳，神散脉脱，以五味子治之，咸用其酸敛生津，保固元气而无遗泄也。"同时强调它的补益肺肾功用，"在上入肺，在下入肾，入肺有生津济源之益，入肾有固精养髓之功。"现代多用于久咳虚喘、梦遗滑精、遗尿尿频、久泻不止、自汗、盗汗、津伤口渴、短气脉虚、内热消渴、心悸失眠。

研究发现，五味子含有五味子素、枸橼酸、挥发油等多种物质，对大脑皮质功能有调节作用，可改善人的智力和体力，提高工作效率，增强机体非特异性抵抗力和肾上腺皮质功能，并有降低谷丙转氨酶的作用。所以，五味子及五味子膏可用于养心安神、健脑益智、保肝护肝。

五味子膏

功效：补肾健脑，滋阴益气，养心。

材料

五味子 240 克，蜂蜜适量。

做法

将五味子洗净，水浸半日，煮烂去渣，再熬成饴，稍加蜂蜜收膏。每日口服 1～2 次，每次 1 匙，开水冲服。

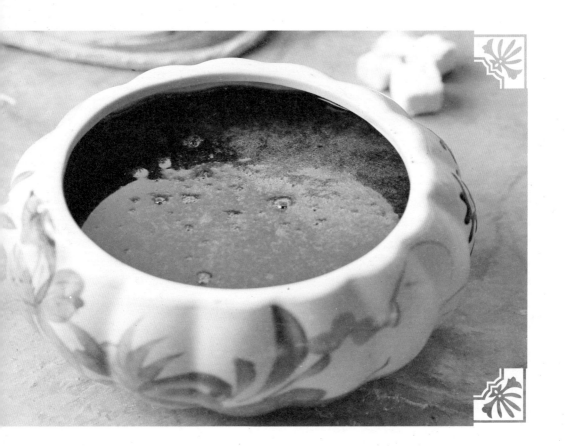

08

代茶饮方

慈禧、光绪最喜药茶

御医姚宝生给"老佛爷"拟的"清热理气代茶饮方",从此方的药性看,菊花、桑叶清热明目,橘红、枳壳理气和中,芦根清肺胃之热,羚羊角清肝胆之火。全方以清头目上焦之热为主,理气则以脾胃为要,符合西太后平素患有眼病和脾胃不和之症。据说,这一药茶颇为宫中人所喜爱,皆常饮之。

另一个"代茶方",也是御医姚宝生所拟,此方较前方略减健脾和胃之药,而增清心利湿之品,作药茶饮之甚宜。在《慈禧光绪医方选议》中,还有一个"生津代茶饮":青果5个(研碎),金石斛2钱,甘菊2钱,荸荠5个(去皮),麦冬3钱,鲜芦根2支(切碎),桑叶3钱,竹茹2钱,黄梨两个(去皮)。用法是水煎,代茶饮。本方有生津润燥利咽之功效,适用于热病伤阴导致的口干舌燥、咽喉干涩等症。

《太医院秘藏膏丹丸散方剂》中,有一个"普济药茶",有南藿香、苍术、木香、半夏、苏薄荷、厚朴、陈皮、荆芥、青皮、木瓜、枳壳、槟榔、南苏叶、甘草和安化茶材料。以上诸药共研细末,拌匀代茶饮用。此茶药味众多,功能多样,对消化不良、食后倒饱、发热恶寒、头痛、伤风咳嗽等病症有辅助治疗作用,为清宫常用药茶。在收录的慈禧太后药茶中,还有3个"清热化湿代茶饮方",其药物大都有鲜芦根、竹茹、焦山楂、茯苓、桑叶、陈皮等材料。此外,还有清热养阴代茶饮、清热代茶饮、清热止咳代茶饮等,所用药物均以清热利湿、清肺利咽、祛火化痰为主。常饮之,无疑对人体有益。

代茶饮方

功效：清热明目，理气和中，清肺胃之热，清肝之火。

材料

甘菊9克，霜桑叶9克，橘红5克，鲜芦根2支，建曲6克，炒枳壳20克，羚羊15克，炒谷芽9克。

做法

水煎，温服。全方以清头目上焦之热为主，理气则以脾胃为要，符合西太后素有目疾及脾胃违和的病情，作为茶饮，亦御医巧法，这种剂型之广为应用，既无煎剂荡涤攻逐难食之弊，又有治病卫生之效，深为宫中欢迎。

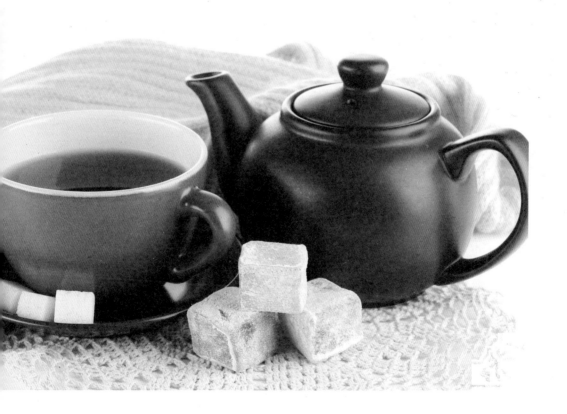

09

马蹄糕

古老宗教神话的象征

　　最早的马蹄糕是用几样简单的材料做出来的。早期的经贸路线使异国香料由远东向北输入，坚果、花露水、柑橘类水果、枣子与无花果从中东引进，甘蔗则从东方国家和南方国家进口。在欧洲黑暗时代，这些珍奇的原料只有僧侣和贵族才能拥有，而他们的糕点创作则是蜂蜜姜饼以及扁平硬饼干之类的东西。随着贸易往来的频繁，西方国家的饮食习惯也跟着彻底地改变。从十字军东征返家的士兵和阿拉伯商人，把香料的运用和中东食谱的技法散播开来。在中欧几个主要的商业重镇，烘焙师傅的同业公会也组织了起来。而在中世纪末，香料已被欧洲各地的富有人家广为使用，更增进了想象力丰富的糕点烘焙技术。等到坚果和糖大肆流行时，杏仁糖泥也跟着大众化起来，这种杏仁糖泥是用木雕的凸版模子烤出来的，而模子上的图案则与宗教训诫多有关联。马蹄糕最早起源于西方，后来才慢慢地传入中国。

　　马蹄又称荸荠。荸荠中含的磷是根茎类蔬菜中最高的，能促进人体生长发育和维持生理功能的需要，对牙齿骨骼的发育有很大好处，同时可促进体内的糖、脂肪、蛋白质三大物质的代谢，调节酸碱平衡。因此荸荠适于儿童食用。荸荠有一定的抑制细菌作用，对降低血压、防治癌肿也有一定效果。荸荠含有粗蛋白、淀粉，能促进大肠蠕动。荸荠所含的粗脂肪有滑肠通便作用，可用来治疗便秘。荸荠质嫩多津，可治疗热病津伤口渴之症，对糖尿病尿多者，有一定的辅助治疗作用。荸荠水煎汤汁能利尿排淋，对于小便淋沥涩痛者有一定治疗作用，可作为尿路感染患者的食疗佳品。荸荠还含有一种抗病毒物质，可抑制流脑病毒，能用于预防流脑和流感的传播。

马蹄糕

功效：清肺热，生津润肺，清化痰热。

材料

马蹄 150 克，片糖 120 克，马蹄粉 150 克 。

做法

1 洗净去皮的马蹄切碎，待用。

2 碗中倒入马蹄粉，注入清水，搅拌均匀。

3 倒入切好的马蹄碎，搅拌均匀。将熬好的汤汁放凉后倒入马蹄粉内。备好一个蒸盘，倒入调好的马蹄液，覆上保鲜膜，电蒸锅注水烧开上气，放入马蹄糕。待30 分钟后掀开锅盖，将马蹄糕取出，去掉保鲜膜，将其放凉后放入冰箱冷藏1~2 小时。再将马蹄糕取出切成片。

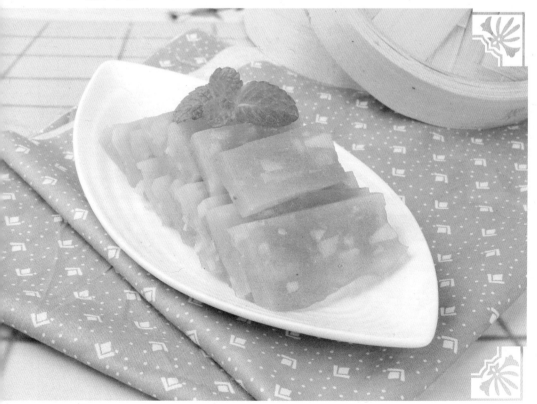

10

桂花糕

拥有四百多年历史的小吃

相传，桂湖的桂花是杨升庵从月宫里采摘下来的。一天晚上，杨升庵在书房里睡着了，魁星入梦，问杨升庵想不想上月宫折桂，杨升庵说想。于是，大有土流魁星便命西海龙王载杨升庵飞上月宫摘桂。到了月宫，杨升庵看见一座宫殿和一株很高大的桂花树，他努力地爬上去摘下了桂枝，带回到了书房。后来，杨升庵进京考中了状元。

到了明朝末年，新都有个叫刘吉祥的小贩，他从状元杨升庵桂花飘香的书斋中得到启示，将鲜桂花收集起来，挤去苦水，用糖蜜侵渍，并与蒸熟的米粉、糯米粉、熟油、提糖拌和，装盒成型出售，取名桂花糕。桂花糕一经售出，便引来人们争先购买。后来，由当地"天顺荣""武灵轩"糖果坊将此糕的制作传承下来，并且不断提高质量，使桂花糕成了远近闻名的新都特产。

桂花糕已有四百多年历史。继承了制作桂花糕的糖果坊的工艺，现以精制白糖、饴糖、面粉、糯米粉、菜油、蜜桂花等为制作原料，再按适当比例配好，经过蒸、炒、磨、拌、擀、匣、刀切等工序精制而成。该产品具有洁白如玉、清甜爽口、细腻化渣、桂香浓郁的特点。

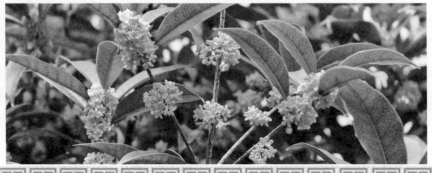

桂花糕

功效：除烦，补中益气，止泻。

材料

糯米粉 100 克，黏米粉 50 克，牛奶 50 毫升，白糖 50 克，桂花适量。

做法

1 用热水将桂花泡开，把水倒掉，桂花待用。将糯米粉、黏米粉拌匀，然后加入白糖，用牛奶搅拌成为粉浆。

2 将桂花倒入粉浆中，拌匀。将粉浆植入糕模中，用大火蒸 10 ~ 15 分钟即成为桂花糕。

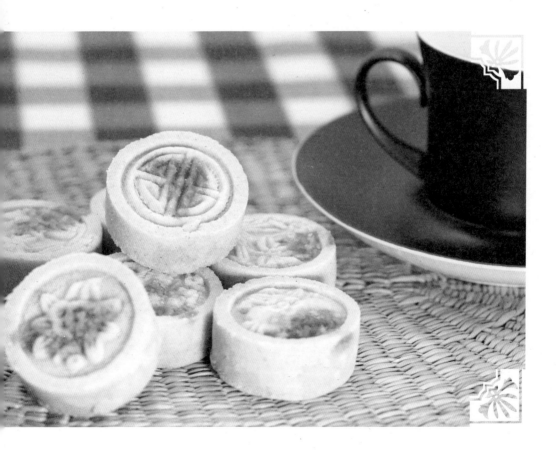

11

孝感麻糖

宋朝的皇家贡品

经常食用黑芝麻，肌肉得长、气力得加、五脏得补、精血得添、衰老得缓。黑芝麻自古以来被誉为"仙家食品"，上至统领天下的皇帝、下至黎民百姓，深知黑芝麻的养生保健作用。

相传湖北孝感有一个叫董永的孝子，与下凡的七仙女配成了夫妻，并生有一子名叫董宝。然而王母娘娘冷酷无情，最后硬是拆散了这对恩爱夫妻。董宝长大成人后，在预言家鬼谷先生的指点下，遇到了七位仙姑，她们送给他一碗谷子，嘱咐只要每天煮一粒，就可以当作一天的口粮。董宝回家后，把一碗谷子全煮了，结果变成一座饭山把他压在山下，后来饭山上长出一种特殊的稻子。由于是来自天宫的仙种，所以种出来的稻子碾成糯米滋味特别甘美。孝感麻糖就是用这种糯米、黑芝麻和绵白糖为主料，配以桂花、金钱橘饼等，经过12道工艺流程、32个环节制成的，其外形犹

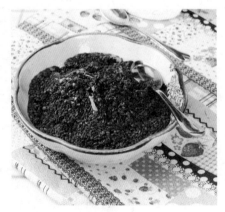

如梳子，色白如霜，香味扑鼻，风味独特，营养丰富，含蛋白质、葡萄糖和多种维生素，具有暖肺、养胃、滋肝、补肾等功效。孝感麻糖历史悠久，相传宋太祖赵匡胤曾经吃过并赞不绝口，从而一举成为皇家贡品。

沙苑蒺藜茶

唐永乐公主饮药茶而强壮

  在唐代宫廷医案中，有唐玄宗李隆基的女儿永乐公主的一个药茶方，叫"永乐公主沙苑蒺藜茶"：沙苑蒺藜50克左右，开水冲泡，代茶饮之。沙苑蒺藜俗称沙苑子，为豆科一年生草本植物扁茎黄芪的成熟种子，子实细小，直径约1.5毫米，形如羊肾，表面灰褐色或绿褐色，光滑而质坚，为补益药中的补阳药，具有补肾固精、益肝明目、美容悦颜、润肤健身的功效。据说，永乐公主自幼瘦弱、面容干瘪，后因战乱避难于陕西大荔县沙苑，每日用当地的蒺藜泡茶喝，几年后竟出落得身材丰满、光彩照人。

  沙苑蒺藜属补阳药，能补益肝肾、固精明目，主治肝肾不足引起的目昏、腰痛、遗精，及小便遗沥等症。现代医学研究证明，沙苑蒺藜含有丰富的脂肪油和7种人体必需的氨基酸，以及锌、硅等微量元素，常饮此药茶，能润肤丰体，祛纹美容。

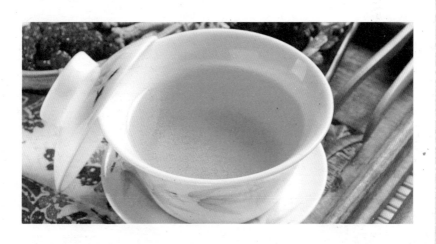

其他皇家饮食方

玉肌散

清代宫廷祛斑方。此散专治面部粗涩不润、黑暗无光、雀斑污子。常用作润肌肤、悦颜色，让肌肤光洁如玉、面如凝脂。

材料

白芷、滑石、白附子各6克，绿豆粉120克。

做法

共研极细末，每次少量洗面，或兑入人乳用之，其效甚速。

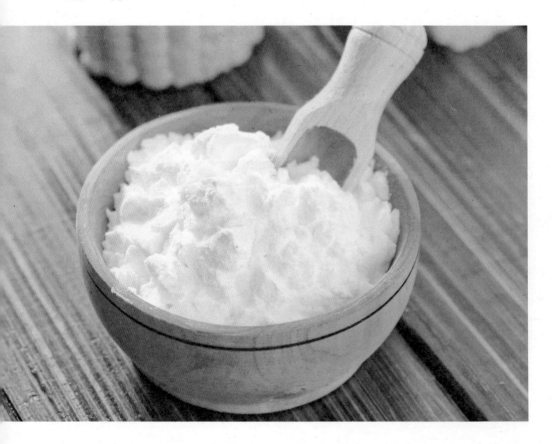

紫薯凉糕

凉糕是古代夏令时节汉族传统名点之一，香甜沙软，食之清爽可口。

材料

糯米粉 150 克，澄粉 50 克，紫薯 2 个，白糖、食用油适量。（提前准备：糯米粉、澄粉混合，加入开水搅拌，和成光滑的面团静置片刻。）

做法

1 把提前准备好的面团摊开放入蒸锅大火蒸熟，紫薯去皮切片放入碗中包上保鲜膜。

2 紫薯片入微波炉加热，取出后加入白糖，用勺子压成紫薯泥备用。

3 蒸好的面团取出凉一凉，案板上抹油放入面团，把面团擀成长方块，均匀地抹上紫薯泥。

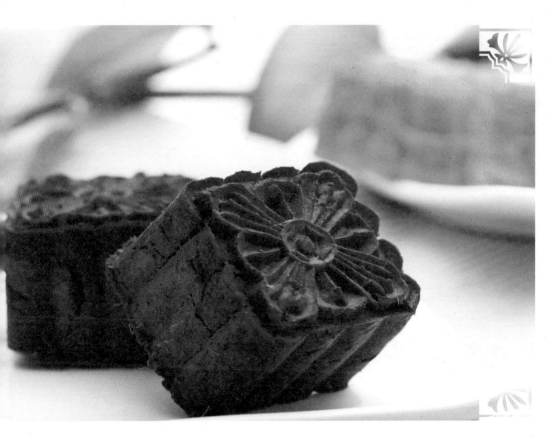

太和饼

方出《清太医院秘录医方》，是一味食疗保健、健脾益气方剂。男女小儿脾胃虚弱者最宜食用。

材料

山药 120 克，莲子、白术、芡实、茯苓、神曲、使君子、天南星各 120 克，炙甘草 60 克。

做法

上药共研细末，用老米饭干 500 克和匀，蜜糖调为小饼。日服 1 饼。

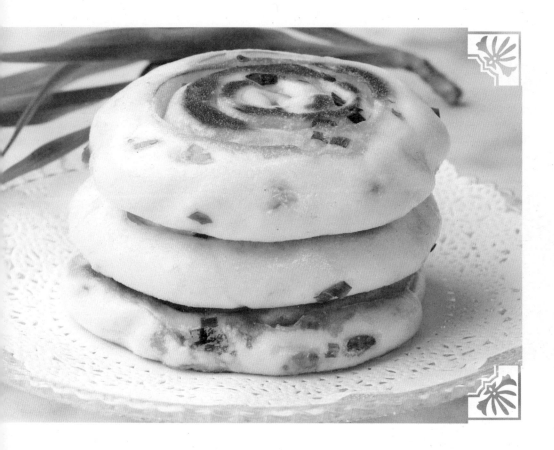

宫廷桃酥

宫廷桃酥是一种南北皆宜的古代特色小吃，以其干、酥、脆、甜的特点闻名全国，制作简单，味道酥脆，非常可口。

材料

面粉 200 克，鸡蛋液 20 克，核桃碎 50 克，砂糖 80 克，苏打粉 1/8 小匙，无铝泡打粉 1/4 小匙，食用油适量。

做法

1 食用油、鸡蛋液、砂糖放大碗里一起搅拌均匀。面粉、苏打粉、泡打粉混合均匀一起过筛，然后加入上边大碗中。

2 再加入核桃碎，用手抓匀成面团。取一块面团揉成圆形按扁放入烤盘，表面刷全蛋液。

3 180℃预热，中层烤制 15 分钟，表面变黄即可。

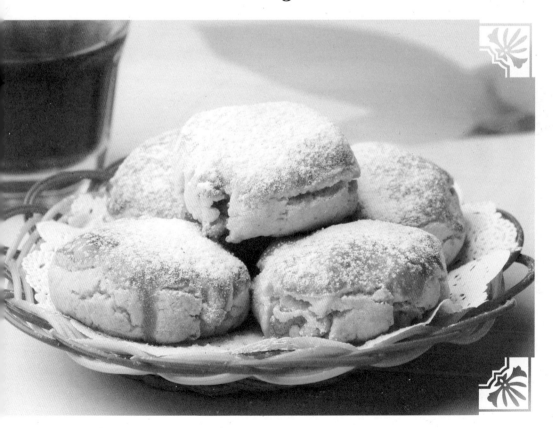

集灵膏

集灵膏是清康熙年间宫廷御医顾松园改进之方。由于方中药物偏于滋阴补血，所以脾虚腹泻者最好不用。

材料

人参60克，天冬、麦冬、生地、熟地各120克，牛膝、枸杞各60克，蜂蜜适量。

做法

1 人参研为细粉，余药煎煮后过滤去渣，加入适量蜂蜜，加入人参粉，炼成膏，或制成丸。

2 药膏每日2次，每次半匙，白开水冲服。药丸每日2次，每次10克，空腹白开水送下。

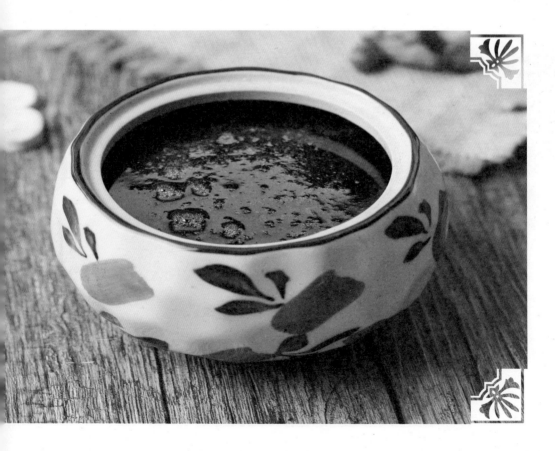

阳春白雪糕

阳春白雪糕是明代宫廷食疗验方，出自《鲁府禁方》。此药膳有健脾胃、益肾养元气、宁心安神、延年益寿等功效。

材料

白茯苓（去皮）60克，山药60克，芡实90克，莲子肉（去心、皮）150克，神曲（炒）30克，麦芽30克，大米、糯米各500克，白砂糖500克。

做法

将诸药捣粉，与大米、糯米共放布袋内，再放到笼内蒸熟取出，放簸箕（或大木盘）内，掺入白砂糖搅匀，揉成小块，晒（或烘）干贮存，备用。老年人每日2～3次，每次1～2块。

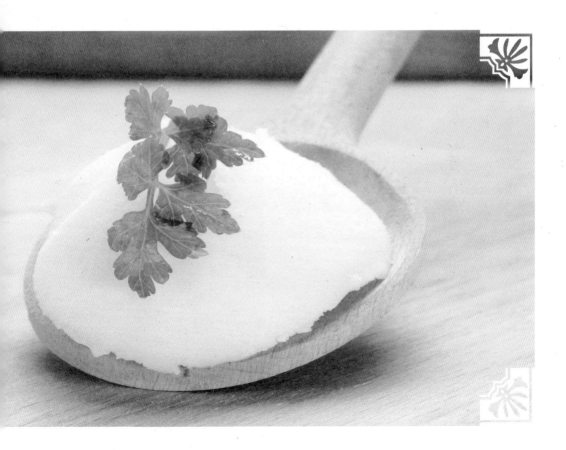

宫廷绿豆糕

相传在中国古代，人民在端午节时，为寻求身体平安健康，吃绿豆糕可以避免因为夏至到来所带来的褥夏的疾病。

材料

绿豆渣（过滤绿豆浆，留下绿豆渣）250 克，糯米粉 200 克，黑芝麻 5 克，食用油适量。

做法

1 绿豆渣中加入糯米粉和黑芝麻，用手挤压使其更好融合。

2 搓成小方形，蒸笼涮层油，将切好的糕摆好，大火蒸 15 分钟即可。

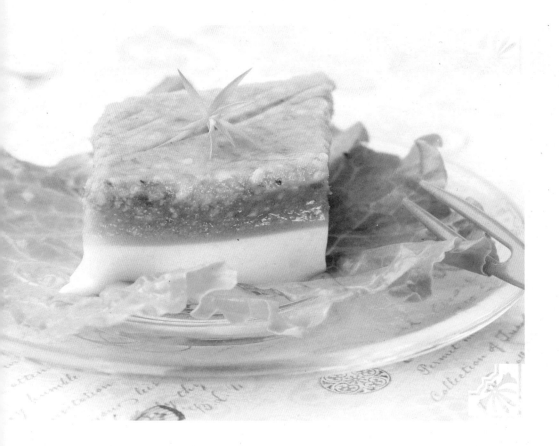

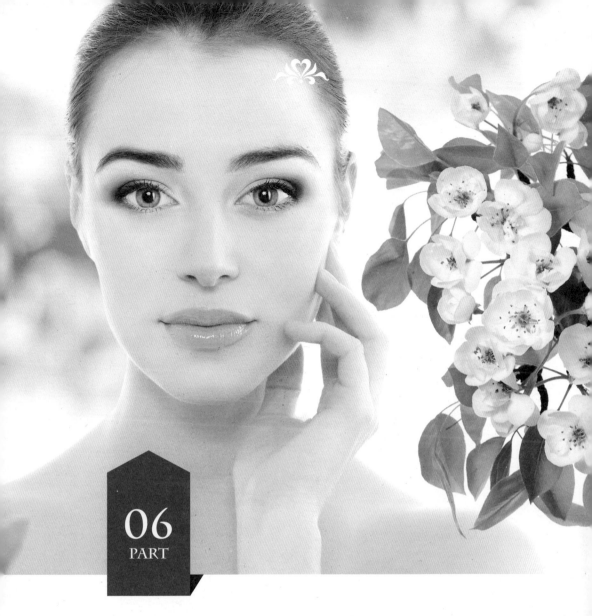

沉鱼落雁，宫廷佳丽的养颜秘方

在没有化妆品和保养品的中国古代，宫廷中的众美女是如何保持沉鱼落雁之容、闭月羞花之貌的呢？

道理很简单：她们都有自己独到的美容养颜术——源于中医的养颜秘方。这些美容养颜术，无论是食疗美容，还是按摩，都是通过滋补五脏、补益气血、疏通经络、活血行瘀、祛风清热、凉血解毒、疏肝解郁等手段达到美容保健的目的。

01

冬瓜仁美白术

　　冬瓜是我们常见的蔬菜，冬瓜仁就是冬瓜的种子。这看起来毫不起眼的冬瓜仁，其实也是古代宫廷里的美容圣品。相传，汉宫美女赵飞燕就曾长期将冬瓜仁磨成粉服用，所以她的肌肤光滑细腻、白里透红。据记载，冬瓜仁还是隋炀帝后宫嫔妃们常用的一款美容增白秘方中的主要原料。

| 皇家养颜方 |

　　隋炀帝时，后宫有一款美容增白秘方，主料就是冬瓜仁，再加上橘皮和桃仁制作而成。这款美容方能让人的肌肤白皙有光泽，《神农本草经》说它"令人悦泽好颜色"。《日华子本草》称其可以"润肌肤"。另外，橘皮可以理气和中，燥湿化痰；桃仁则能活血化瘀。该美容方虽然用料简单，制作也不复杂，但配伍却非常精当，效果也非常好。

| 冬瓜的药用价值 |

　　冬瓜味甘、性寒，有消热、利水、消肿的功效。冬瓜含钠量较低，对动脉粥样硬化、肝硬化腹水、冠心病、高血压、肾炎、水肿等疾病有良好的辅助治疗作用。《随息居饮食谱》："若孕妇常食，泽胎儿毒，令儿无病。"冬瓜还有解鱼毒等功能。冬瓜中所含的丙醇二酸，能有效地抑制糖类转化为脂肪，加之冬瓜本身不含脂肪，热量不高，对于防止人体发胖具有重要意义，可以帮助形体健美。

隋宫增白方

功效：可使面色红润、白皙，并唤醒肌肤活力。

材料

冬瓜仁粉 150 克，桃花粉 120 克，橘子皮 30 克。

做法

将橘子皮磨成粉，然后与冬瓜仁粉和桃花粉混合，每次取 1 匙，加水适量调匀，敷于皮肤表面，在半潮湿状态下用清水洗净。

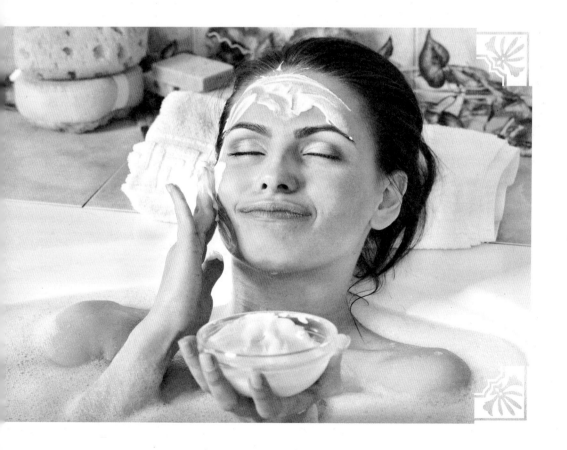

02

柠檬，让肌肤水嫩

中国人是典型的黄色人种，却以白为美。古代形容肌肤白皙的词语也有很多：肤白胜雪、冰肌玉骨……都是在说皮肤白皙的美。为了美白，古代的嫔妃也是想尽了办法，宫廷选用白嫩肌肤的药材，柠檬当仁不让。柠檬是美白的圣品，它含有丰富的维生素C，其主要成分是柠檬酸。柠檬有漂白作用，对抗皮肤老化具有极佳的效果，对消除疲劳也很有帮助。

| 皇家养颜方 |

据说远在2500年前，巴比伦王国宫廷中即盛行用柠檬美容。在中国古代，用柠檬美白也有上千年的历史。如今，这种古老的自然美容法再度风行。柠檬美白，方法归纳起来有食用、沐浴、洗面、敷面等几种。

| 柠檬的药用价值 |

柠檬的医疗作用，古医书中早有记载。明朝药学家李时珍所著《本草纲目》中记载柠檬具有生津、止渴、祛暑等功能。柠檬果汁，性温、味苦，无毒。《陆川本草》说柠檬果实、皮汁等具有疏滞、健胃、止痛、治瘀滞腹痛及不思饮食等效能。现代医学认为柠檬是预防心血管病的药食。由于柠檬酸在人体内与钙离子结合成一种可溶性络合物，从而缓解钙离子，有促进血液凝固的作用。因此，高血压、心肌梗死患者常饮柠檬水，对改善症状有很大益处。

柠檬蜂蜜茶

功效：润肠通便，解百毒，有很强的抗氧化作用。

材料

新鲜柠檬2个，蜂蜜500毫升。

做法

1 把柠檬切薄片，用蜂蜜浸泡在密封的玻璃容器里，以一层柠檬一层蜂蜜的方式放入。

2 旋紧玻璃容器盖，放入冰箱中冷藏。第二天即可冲调，用一杯温开水调入两勺泡好的蜂蜜柠檬汁，搅拌均匀即可饮用。

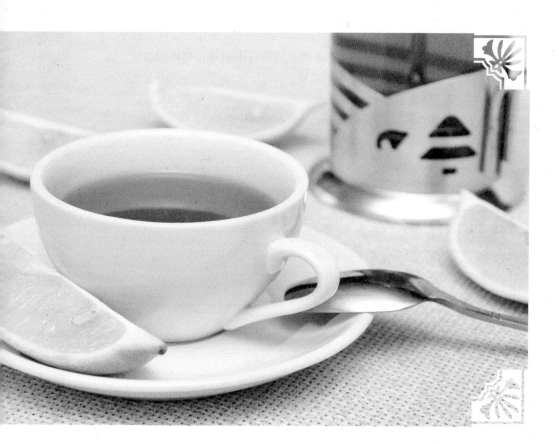

金朝宫女们的祛斑方

在金朝，有个皇帝叫完颜，除了酷爱汉文书画外，还对女人的美容养颜方颇有研究，由他配制的很多美容方深受后宫美女的欢迎，"使嫔妃辈云鬓益芳，莲踪增馥"。其中有一款经典秘传祛斑美容方就特别受欢迎。

| 皇家养颜方 |

这款美容方的名字很简单直白，就叫"祛斑方"，是一款专门针对雀斑的秘方。《圣惠方》中有此方的记载：取白僵蚕、白附子、白芷、山柰、硼砂各 15 克，石膏、滑石各 25 克，白丁香 5 克，冰片 15 克，将上面的材料都研成细粉，临睡前用少许水调和后搽面，15 ～ 20 分钟后用清水洗掉，常用此方能淡化色斑。

| 养颜秘方大升级 |

蜂蜜蛋白祛斑膜：将适量鸡蛋清和蜂蜜搅拌均匀，临睡前将此膜涂抹在面部，然后进行轻柔按摩，这样可以刺激皮肤细胞，促进血液循环，约 10 分钟后即可用清水洗净，每周两次为宜。

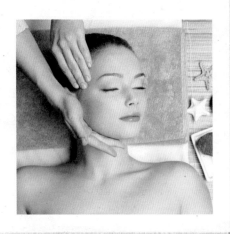

杏仁让肌肤晶莹剔透

杨贵妃之所以冰肌玉骨、貌美如花，除了她的"天生丽质难自弃"之外，还与她善于运用各种养颜术有关系。其中最为出名的莫过于以她的名字命名的美容秘方——杨太真红玉膏，而红玉膏的主要成分就是杏仁。

| 皇家养颜方 |

"杨太真红玉膏"的做法并不复杂：将杏仁浸泡去皮后研为细末，与轻粉、滑石粉各等份混在一起，蒸过后加入少许冰片、麝香，然后用适量鸡蛋清调为膏状备用。每天早晨洗脸后涂于脸上，20分钟后即可洗净。此膏气味香醇，不仅能驻颜美容，还可治疗多种面部皮肤病。资料记载，杨贵妃除了坚持用此膏敷面美容外，还经常食用新鲜的杏，这也是她肌肤白皙润泽、细嫩饱满的重要原因之一。

| 杏仁的药用价值 |

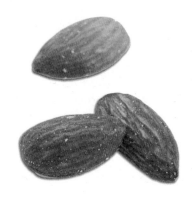

甜杏仁多做润补美容用，而苦杏仁多做药用，且只有经过炮制后方可食用，因为未经炮制的苦杏仁食用过量会中毒，甚至会危及生命。所以，在食用杏仁前，应当先把苦杏仁用冷水浸泡三四天，然后再用热水煮透，让毒性充分渗出，以免中毒。

玉竹，奉为美容佳品

在古代，很多爱美的女人都用玉竹来美容，因为她们都知道玉竹是滋阴养颜的佳品，长期食用可使皮肤莹白如玉、柔嫩滑腻。《神农本草经》认为它"久服去面黑䵟，好颜色润泽，轻身不老"。而《本草纲目》中说它"主风温自汗灼热及劳疟寒热，脾胃虚乏"。可见古人很早就用玉竹养生养颜。

| 皇家养颜方 |

据说，在唐代，有一个宫女因为受不了皇帝的蹂躏，一直伺机逃出皇宫。终于有一天，她有机会逃出宫去，跑到一个深山老林中，因为没有食物可以充饥，她便采一种植物的根茎为食物。时间长了，她发现自己身体轻盈，皮肤也变得比以前有光泽了。

有一天，这位宫女遇到了一个猎人，他们一见倾心，便结为夫妻，在深山里生儿育女，一直到60多岁，才带丈夫一起回家。父老乡亲看到她都觉得十分奇怪，因为她还是几十年前进宫时的模样。她回想自己在深山的遭遇时，想到了正是因为食用了那种植物的根茎，所以自己的容颜才会保持得如此之好，而这种植物就是玉竹。

| 玉竹的药用价值 |

现代医学认为，玉竹具有生津养胃、润肠滋阴的功效，可以治疗胃脘隐痛、食欲不振、咽干口渴、阴虚肺燥、干咳痰稠等症。

玉竹煲鸡腿

功效：滋阴清肺，养胃生津，除虚热。

材料

玉竹 30 克，鸡腿 500 克，料酒、食盐、醋各少许。

做法

1 将玉竹洗净后切段，鸡腿过开水去油污。

2 将两者一起放入砂锅中，放入适量的水，先大火煮沸后再加少许料酒、食盐，以小火煲，直到鸡腿上的肉和骨轻脱为止，熟的时候放几滴醋即可。

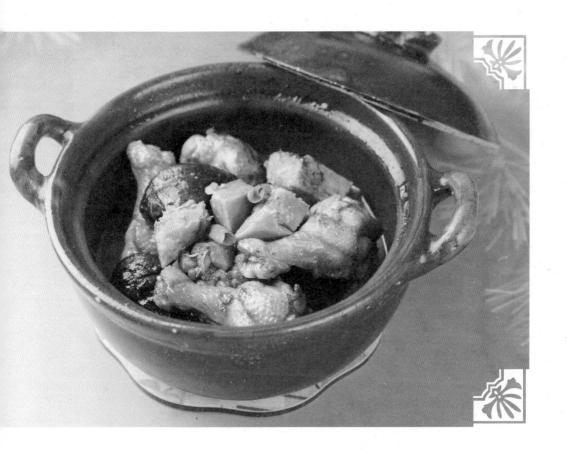

06

樱桃，让女人水润光鲜

据传，从唐代开始，皇帝便将樱桃分赐给群臣，并为新科进士举行樱桃宴，当时樱桃以新泰市天宝镇所产为最好，天宝樱桃被誉为"果之珍品"，是古代宫廷指定的贡品。

| 皇家养颜方 |

17世纪，沙贾汗是印度莫卧儿帝国第五代君王，皇后美丽迷人，她用自己的美貌征服了沙贾汗。据考证，皇后每天用樱桃榨出的汁来敷面，入宫19年，为沙贾汗生了多个孩子，皮肤仍然白皙娇嫩、青春依旧，沙贾汗与其形影相随，即使南征北伐，也要皇后伴随左右。皇后去世后，沙贾汗王伤心欲绝，答应为她建造一座人间最美的陵寝，并答应终身不娶。

古代美女尤其是宫中嫔妃们为了令皮肤嫩白红润，并能留住芳华，经常会使用樱桃榨出的汁涂于面部，或抹在有皱纹的部位。据说，慈禧太后非常关注自己的容颜，寻遍民间美容秘方，后来，宫廷御医为慈禧太后配制了一种美容养颜方，就是将樱桃榨汁再配以中药用来敷脸。

| 樱桃的药用价值 |

中医养生药学认为，樱桃有重要的药用价值，《名医别录》称其根、枝、叶、核、鲜果皆可入药。其果实性温味甘，有益气活血、平肝去热、祛除风湿的功效。樱桃中铁含量相当高。铁是合成人体血红蛋白的原料，医学、营养学认为女性常吃樱桃，具有促进血红蛋白的再生作用，对缺铁性贫血患者有补虚养血的功效。

樱桃茶

功效：益气，祛风湿。

材料

鲜樱桃 30 克，绿茶 3 克。

做法

用樱桃的煎煮液泡茶饮用。

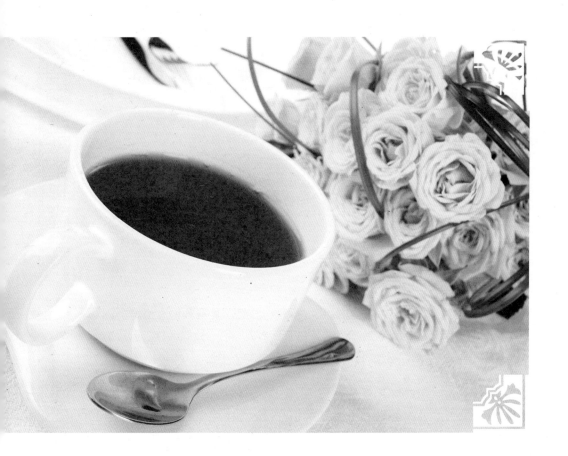

07

枸杞，让女人水嫩白皙

枸杞又名地骨皮，为什么会叫"地骨皮"呢？下面给大家讲一段枸杞的传说。

| 皇家养颜方 |

话说有这么一天，慈禧太后觉得胸闷，眼睛还有些模糊，御医都诊治无效。有位钱将军向御医们透露，他母亲也曾患过类似的病，后来，一位土郎中挖来枸杞根，洗净后剥下根皮，嘱其煎煮服用而后痊愈。众御医闻之，便推举钱将军献方。慈禧太后于是立即诏令钱将军回乡取药。钱将军果真不负众望，从家乡取回一大包枸杞根皮，亲自在太医院煎好药汤，送至内宫，让太后用药。几天后，太后眼睛渐渐明朗，精神也好多了，便问钱将军用的何种妙药。钱将军思忖，枸杞的"枸"和"狗"同音，为免太后生疑，便择个吉利名称——地骨皮。太后欣然赞叹："好，我吃了地骨之皮，可与天地长寿！"从此，枸杞便叫地骨皮了。

慈禧也就从那时候起跟枸杞结下了不解之缘，不仅如此，慈禧太后每晚必喝1小杯枸杞酒，为的是美容抗衰老，因为枸杞的红果、叶、枝和根都有强精效果，自古就被民间称为强精、回春的不老之药，其中以枸杞泡酒最为有名。

| 枸杞的药用价值 |

枸杞味甘，性平，归肝经、肾经、肺经，具有养肝、滋肾、润肺的功效。主治肝肾亏虚、头晕目眩、目视不清、腰膝酸软、阳痿遗精、虚劳咳嗽、消渴引饮。

红枣枸杞茶

功效：清热祛火，美肤。

材料

红枣 3～4 枚，枸杞 25 克，冰糖少许。

做法

1 取枸杞、红枣、冰糖，直接将三者放入杯中，以开水冲泡服用，或者用水煮沸后服用。

2 经常饮用，可以让皮肤红润有光泽。如果火气旺盛，可以再加入一两朵白菊花一起冲服。

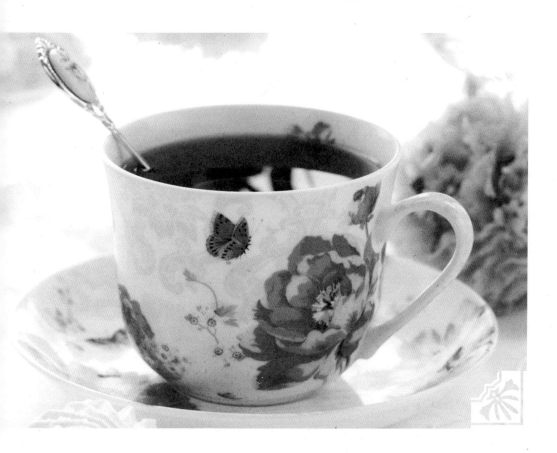

08

一天吃三枣，终身不显老

　　凡是有枣糕店的地方总是不乏美女，其实枣糕原是清朝宫廷的御用糕点，曾有宫廷第一糕点之美称，流传至今，据记载有 200 余年的历史。枣糕由红枣加入鸡蛋、蜂蜜、白糖、白兰地等独特原料秘制而成。枣糕具有减肥、防止脱发、养颜、通便等特殊功效，是难得的四季美颜养生佳品。

| 皇家养颜方 |

　　我国素有"一天三枣，终身不老""要使皮肤好，粥里加红枣"的说法，这是对枣的营养价值和美容功效的肯定。很多注重保养的女性即使在上班的时候也会在桌上放上一袋红枣，不忙的时候就吃上几个，工作养颜两不误。

| 红枣的药用价值 |

　　红枣富含的环磷酸腺苷是人体能量代谢的必需物质，能增强肌力、消除疲劳、扩张血管、增加心肌收缩力、改善心肌营养，对防治心血管疾病有良好的作用。红枣具有补虚益气、养血安神、健脾和胃等功效，是脾胃虚弱、气血不足、倦怠无力、失眠等患者良好的保健营养品。

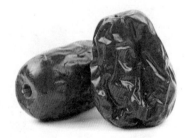

红枣补血养颜粥

功效：补养气血、美容养颜。

材料

红枣4～5枚，糯米100克，红豆20克，黑米15克，核桃、红糖、花生各少许。

做法

1 将红豆、黑米、糯米和花生洗净，用清水浸泡40分钟。红枣洗净待用。

2 将红豆、黑米、糯米、核桃、红枣、花生倒入电饭锅中，倒入适量的清水，盖上盖子，煮粥。粥熟后，加适量红糖调味。

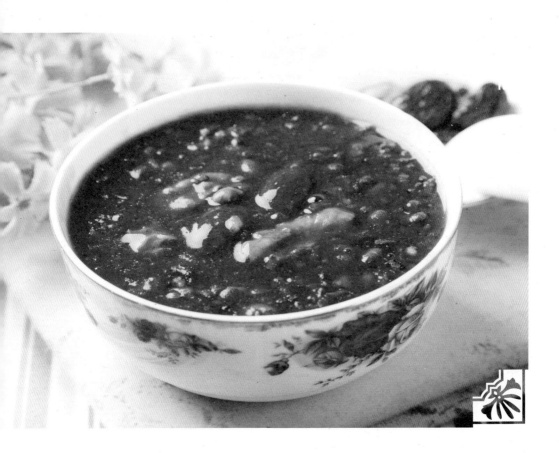

09

做水嫩的"豌豆公主"

北京有一种有名的小吃——豌豆黄，按照习俗，农历三月初三都要吃豌豆黄。这豌豆黄原是民间普通民众的小吃，后来传入宫中。清代宫廷里的"细豌豆黄"就是御膳房根据民间豌豆黄改进而成的，据说慈禧非常喜欢吃。

| 皇家养颜方 |

关于豌豆黄与慈禧还有这样一个故事。据说，有一天慈禧正坐在北海静心斋纳凉，忽听大街上传来吆喝声和敲打铜锣声，心里纳闷，并好奇地忙问那是干什么的，当值太监回禀慈禧说是卖豌豆黄、芸豆卷的。慈禧一时兴起，传令将此人叫进园来，来人见了老佛爷急忙跪下，并双手捧着豌豆黄和芸豆卷敬请老佛爷赏光，慈禧尝罢，赞不绝口，并把此人留在宫中，专门为她做豌豆黄和芸豆卷。

| 豌豆的药用价值 |

豌豆味甘、性平，归脾经、胃经，具有益中气、止泻痢、调营卫、利小便、消痈肿、解乳石毒之功效。对脚气、痈肿、乳汁不通、脾胃不适、呃逆呕吐、心腹胀痛、口渴泻痢等病症，豌豆具有一定的食疗作用。

豌豆美容粥

功效：理脾益气，祛湿利水，滋养皮肤。

材料

豌豆 100 克，白糖适量。

做法

用温水浸泡豌豆数日，然后用微火煮之成粥，直到糜烂如泥，再加入白糖，做早餐或随时食用。

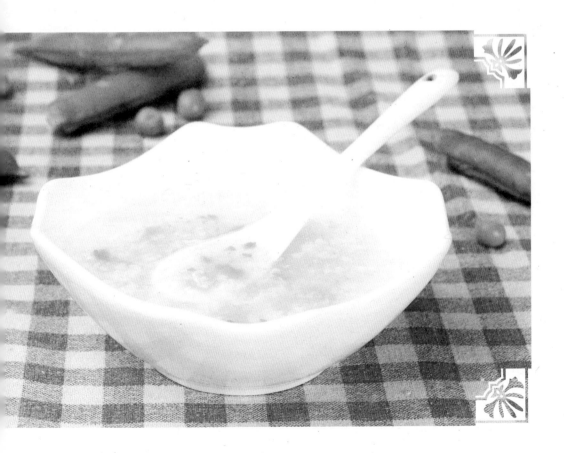

10

银耳——平民燕窝

银耳又称作白木耳、雪耳、银耳子等，属于真菌类银耳科银耳属，是担子菌亚门真菌银耳的子实体，有"菌中之冠"的美称。

| 皇家养颜方 |

据说，匈奴的首领对吕雉皇后倾心已久，刘邦一死就立刻向她提亲。吕雉那时已经是好几个孩子的娘了，为何能红颜不衰？秘密就藏在这银耳里。据说吕后一生偏爱银耳，每天起床必吃一碗银耳羹作为早膳。一般来说，富含胶质物质的食物都有很好的美容功效，像银耳、燕窝、雪蛤、猪脚等。正因为如此，吕后才能把自己的肌肤保养得白皙细腻。喜欢用银耳美容的不只有吕后，慈禧也钟情于银耳，她每天早晨第一道美容养颜方就是熬一夜的银耳汤。

| 银耳的药用价值 |

银耳味甘、淡，性平，无毒，既有补脾开胃的功效，又有益气清肠、滋阴润肺的作用；既能增强人体免疫力，又可增强肿瘤患者对放疗、化疗的耐受力。银耳富有天然植物性胶质，外加具有滋阴的作用，是可以长期服用的良好润肤食品。

银耳粥

功效：滋阴润肺，止咳护肤。

材料

银耳 25 克，粳米 50 克，糖少许。

做法

银耳用水泡发，用手撕开，粳米用水淘洗后煮成粥，粥煮至八成熟时加入银耳同煮至熟烂。作早餐食用。

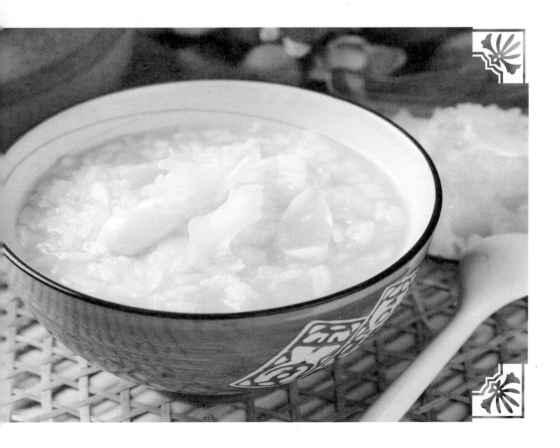

补水嫩肤，吹弹可破

女人是水做的，对于女人来说，每天喝什么样的水、怎样喝水绝对关乎健康和美丽。

皇家养颜方

清代养生学家孟英先生认为：人可以一日无骨，不可以一日无水，水为食精。所以，水是最好的养颜圣品，因为水的滋养，女人才能灵动有神，顾盼生辉，要想做水嫩美女就要学会给身体补水。慈禧太后饮茶用水很讲究，据说她只喝北京玉泉山水，因为她认为这才是养颜保健的圣水。每天一大早，专用水车都会从宫门出发，前往玉泉山取水，然后供太后、皇帝以及后妃们专用。

现代的运用

一般来说，人体一天需要 2000 毫升的水，大概为八杯，喝水的时间要掌握好。每天起床后，空腹先喝一杯温水，最好是阴阳水，也就是前一天晚上的水再加一些新鲜的白开水，过一会儿再去吃早饭，这是第一杯水。中医讲究早咸晚甜，所以建议喝第一杯水时，适当放点盐。第二杯水最好在早上 9 点到 10 点的时候喝，然后在午餐前半小时喝第三杯水，这样有助于润肠。这是上午三杯水的喝法。下午这段时间怎么喝呢？可以在 13 点到 14 点之间喝一杯水，15 点到 16 点之间喝一杯水，然后在晚饭前半小时再喝一杯水，这样是六杯水。晚上的时候，在 19 点到 20 点之间可以喝一杯水，然后在睡前半小时再喝一杯蜂蜜水，这样一天八杯水就喝完了。

手是女人第二张脸

　　手是女人的第二张面孔，我们无法想象一个貌若天仙的美女拥有一双干瘪粗糙的手会是什么感觉。所以，要想达到百分百美女的境界，只关注脸蛋是不行的，还要照顾到自己的手，让双手如玉之润，似绸之柔。

| 皇家养颜方 |

　　一个合格的美女一定要有一双细嫩柔美的手。在手的保养方面，慈禧太后是我们的榜样。每天早晨，宫女都要侍奉慈禧太后用热水泡手，泡手的热水要换三次，几十年如一日，慈禧太后的双手就是在这样的精心呵护和保养下保持着柔嫩和美丽的。

| 现代的运用 |

　　养护双手，慈禧太后的热敷法固然不错，但是对我们来说还是太繁琐了。《本草纲目》中记载，羊乳可益五脏、补老损、养心肺、利皮肤；牛奶有"返老还童"之功效。在喝完牛奶或酸奶后，将剩在包装袋里的奶抹到手上，约15分钟后用温水洗净，就会发现双手嫩滑无比。另外，还可以取鸡蛋清，加入适量牛奶、蜂蜜调和均匀后敷在手上，15分钟后洗净双手，再抹护手霜。每星期做一次，对双手有祛皱、美白的功效。

　　你还可以这样做：洗手擦干后浸入温热盐水中约5分钟，擦干后再浸入温热的橄榄油中，慢揉5分钟，再用洗手液洗净，接着涂上榛子油或熟猪油，10～12小时后，双手就会变得更加柔软细嫩。

猪蹄，最能紧致肌肤

女人除了生活中的护肤品以外，美容食物不失为一种护肤养颜的最佳选择，并且一般对皮肤不会有任何伤害，而且只有吃进去的养颜佳品才能使女人的美丽更持久。

| 皇家养颜方 |

在我国，用猪皮和猪蹄进行美容已经有上千年的历史了。张仲景在《伤寒论》中就记载猪皮和猪蹄具有"和气血、润肌肤、可美容"的功效，慈禧太后喜食的菜肴就有烧猪肉皮，她的不老容颜想必也跟这个饮食习惯有一定关系。

| 猪蹄的药用价值 |

《名医别录》中认为猪蹄可下乳汁。《本草图经》认为猪蹄可行妇人乳脉，滑肌肤。汉代名医张仲景有一个"猪肤方"，指出猪蹄上的皮有"和血脉，润肌肤"的作用。中医认为，猪蹄性平，味甘咸，具有补虚弱、填肾精、健腰膝等功能。现代营养学研究表明，猪蹄中含有较多的蛋白质、脂肪和糖类，并含有钙、磷、镁、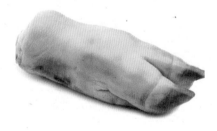铁以及维生素 A、维生素 D、维生素 E 等有益成分。它含有丰富的胶原蛋白，对老年人神经衰弱等有良好的治疗作用。

红烧猪蹄

功效：此款菜肴有通乳养颜之功效。

材料

猪蹄 500 克，酱油 35 毫升，料酒 6 毫升，白糖 10 克，葱、姜、盐、桂皮各适量。

做法

1　将葱切成段，姜洗净切片。

2　将洗净去毛的猪蹄用旺火煮开，开锅半小时取出放凉，用刀将猪蹄从趾缝中切开。

3　把处理好的猪蹄放入锅中，加入清水、葱、姜、料酒、桂皮、酱油、盐，大火烧开之后，用微火炖，即将煮烂时，加入白糖。

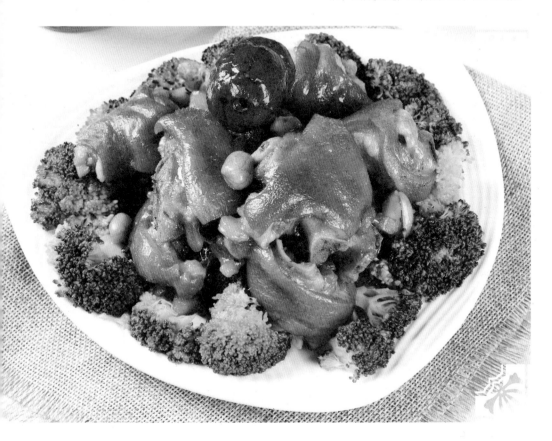

14

肌肤问题用玫瑰解决

玫瑰花既可沐浴也可护肤养颜，早在隋唐时期，就备受宫廷贵人的青睐。唐朝的杨贵妃保持肌肤柔嫩光泽的一大秘诀，就是在她沐浴的华清池内，长年浸泡着鲜嫩的玫瑰花蕾。

| 皇家养颜方 |

《红楼梦》中提到一个养颜方：五儿的娘将女儿从芳官处得来的玫瑰露分了一半送给她得热病的侄儿，家里人从井上取了凉水，和着给病人吃了一碗，她侄儿顿觉"心中爽快，头目清凉"。玫瑰露是由玫瑰制成的，中医理论认为：玫瑰性甘、味苦，有理气解郁、和血散瘀的功效。《食物本草》谓其"主利肺脾、益肝胆，食之芳香甘美，令人神爽"。玫瑰既能活血散滞，又能解毒消肿，因而能消除因内分泌功能紊乱而引起的面部暗疮等问题。需要注意的是，玫瑰花最好不要与茶叶泡在一起喝，因为茶叶中有大量鞣酸，会影响玫瑰花舒肝解郁的功效。此外，由于玫瑰花活血散瘀的作用比较强，月经量过多的人在经期最好不要饮用。

| 玫瑰的药用价值 |

玫瑰可以利气、行血，治风痹，散疲止痛。玫瑰花及全株都有收敛性，可用于妇女月经过多，赤白带下以及肠炎、下痢、肠红半截出血等。主治肝胃气痛、新久风痹、吐血咯血、月经不调、赤白带下、痢疾、乳痈、肿毒。长期服用，美容效果甚佳，能有效地清除自由基，消除色素沉着，令人焕发青春活力。

玫瑰花茶

功效：养颜、消炎、润喉。

材料

干玫瑰花瓣（干品）6 ~ 10 克，
红茶 1 包，蜂蜜或糖适量。

做法

取玫瑰花瓣和红茶入茶杯内，冲入沸水后加
盖闷约 10 分钟，将茶汁过滤到杯中，加入
适量的蜂蜜拌匀即可。

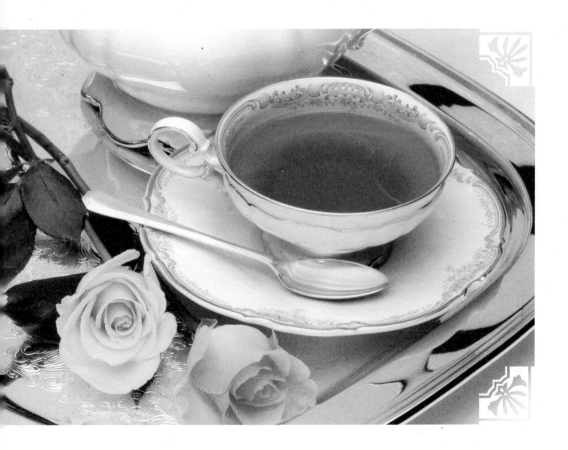

15

南瓜，补中益气佳品

常吃南瓜，可使大便通畅、肌肤丰美。清代名臣张之洞就曾建议慈禧太后多食南瓜，慈禧太后也尝试了，的确能起到很好的作用。

| 皇家养颜方 |

魏文帝皇后甄氏有一年冬天偶感风寒，病好之后就时常咳嗽不止。太医经过诊断后认为她是因为病后肺气虚弱，才导致咳嗽喘息，于是给她开列了一份益气养肺的食谱，其中就用到了南瓜。气虚是一个中医概念，它影响的不仅是健康，对于女人来说，它还会影响容颜，所以女人要美丽、肌肤要如盈水般柔嫩，就要懂得涵养身体里的气，营造充足的美丽"气"氛，平时多摄取一些补气的食物，南瓜就是很好的选择。

| 南瓜的药用价值 |

南瓜是非常好的补气食品，《本草纲目》说它能"补中益气"。《医林纪要》记载它能"益心敛肺"。中医学认为南瓜性温，味甘，入脾经、胃经。具有补中益气、消炎止痛、化痰止咳、解毒杀虫的功效。可用于气虚乏力、肋间神经痛、疟疾、痢疾、支气管哮喘、糖尿病等问题，还可驱蛔虫、治烫伤等。

南瓜饼

功效：润肺健脾，镇咳化痰。

材料

南瓜 250 克，糯米粉 250 克，奶粉 25 克，白砂糖 40 克，猪油、清油各适量。

做法

1 将南瓜去皮洗净切片，上笼蒸熟，趁热加糯米粉、奶粉、白砂糖、猪油，拌匀，揉和成南瓜饼皮坯。

2 锅内注入清油，待油温升至 120℃时，把南瓜饼放在漏勺内入油中用小火浸炸，至南瓜饼膨胀，炸至发脆时即可。

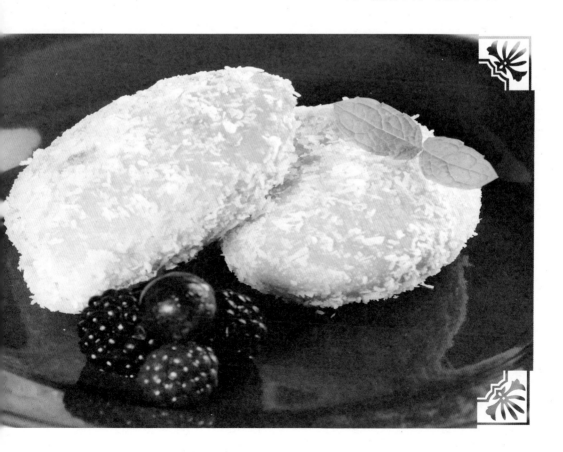

16

清热祛痘就找金银花

金银花，又名忍冬。"金银花"一名出自《本草纲目》，由于金银花初开为白色，后转为黄色，因此得名金银花。药材金银花为忍冬科忍冬属植物忍冬及同属植物干燥花蕾或带初开的花。

| 皇家养颜方 |

清朝《御香飘渺录》一书中有关于慈禧太后生活细节的记载："太后将安息前半个时辰光景，先把面上那些鸡子清用肥皂和清水洗去以后，接着便得另外搽上一种液汁（金银花蒸馏液）。""这些液汁是富于收敛性的，它能使太后方才给鸡子清绷得很紧的一部分皮肤重新松弛起来，但又能使那些皱纹不再伸长和扩大，功效异常神奇伟大！"

从上面的文字中我们可以看出金银花是慈禧太后保养肌肤、美容养颜的功臣，而且清代乾隆皇帝御用的宫廷秘方《延寿丹》也是以金银花为主，可见，这小小的金银花可是古代宫廷美容秘方中不可或缺的重要原料。

| 金银花的药用价值 |

在医学上，金银花是很好的清热解毒药，其性甘、味寒，入肺、胃、心经，具有解毒散痈、清热凉血的功效，还可以清肿明目、疏风散寒，主要用于热毒疮痈。家庭常备的"银翘片"是治疗感冒、咽喉炎、口腔炎及某些皮肤病的良药，其主要成分就是金银花。但是，金银花性寒，不适合长期饮用，特别是虚寒体质的人群更要注意。

金银花茶

功效：清热凉血，祛火，解毒。

材料

金银花干品 20 克，蜂蜜或冰糖少许。

做法

将金银花漂洗干净后放入壶内，注入开水，盖上盖子，闷 10 分钟，待茶汤变成淡黄色即可饮用。根据自己的口味加入蜂蜜或冰糖即可。

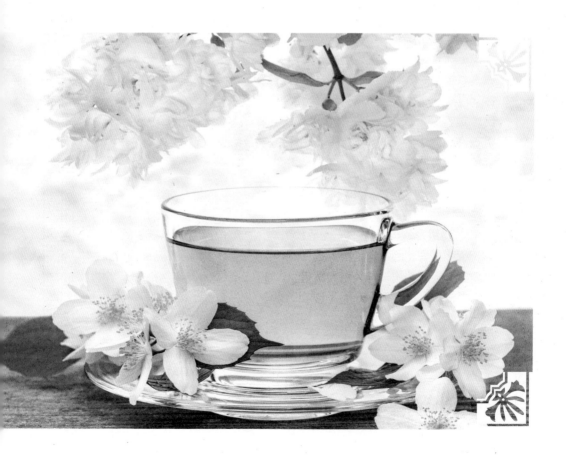

17

秋季，享受宫廷养颜奶浴

　　光洁莹润、吹弹可破的肌肤是每个女人的梦想，但是，成年之后的我们不但告别了娃娃脸，也告别了像婴儿一样细嫩的皮肤。特别是在干燥的秋季，肌肤总像进入休眠期一样无精打采，试过了多种办法都不见起色。那么，何不奢侈一点，让秋日里的肌肤享受宫廷贵族式的养颜牛奶浴呢？

| 皇家养颜方 |

　　用牛奶淋浴的想法是由皇室贵族开始的。据记载，古罗马帝国国王尼禄的皇后就是洗牛奶浴的第一人，后来，埃及艳后也效仿，非常喜欢牛奶浴。因她深信牛奶有洁肤、柔肤及漂白作用，故她经常以牛奶浸浴。而我国唐朝美女杨贵妃也颇好温泉牛奶浴。

　　美容专家说，牛奶滋润，可帮助皮肤保湿，尤其牛奶中所含的乳糖在空气中容易发酵成乳酸，可促进表皮细胞代谢，因此有去角质的效果。

| 现代的运用 |

　　牛奶用来泡澡、洗脸，或是食用都是很好的美容佳品。牛奶堪称上天赐给人类的"完美食品"。优质牛奶含有数十种天然营养成分，非常适合人类食用。每人每天饮用 500 毫升，就能满足人体每日大部分营养需要，是平衡膳食的佳品。

牛奶面膜

功效：可防止皮肤干燥、老化，使皮肤光滑、湿润。

材料

酸牛奶、蜂蜜、柠檬汁各 100 毫升，
维生素 E5 粒。

做法

维生素 E 挤破与其他材料一起搅拌调匀，敷
面，保留 15 分钟，然后用清水洗净。

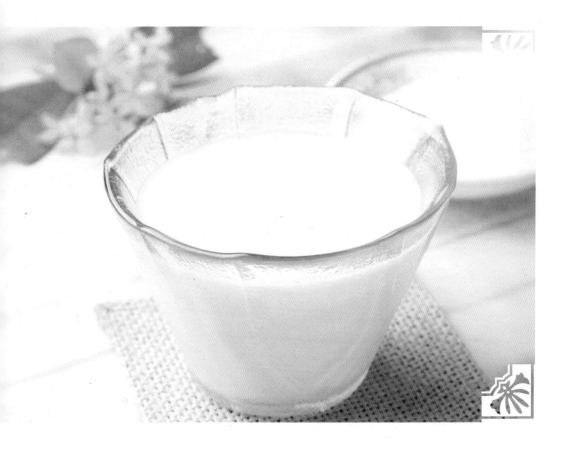

18

古代美女的瘦身秘方

一代女皇武则天不仅在政治上是个很有心计的女人，在养颜方面也很精通。据说，当年武皇为了让自己容颜永驻，传旨御厨研制能够美容养颜的补品。御厨找遍中原大小美食，最终以野生山药为主料，秘制成宫廷美颜方。

| 皇家养颜方 |

武则天信奉山药减肥法。山药对于女人而言，是一种天然的纤体美食。它含有丰富的纤维，食用后会产生饱胀感，从而控制进食欲望。其次，山药本身就是一种高营养、低热量的食品，每 100 克山药中仅含 0.2 克的脂肪，因此可以放心地食用而不会有发胖的后顾之忧。

杨贵妃体态丰腴，为了避免继续发胖臃肿，她在坚持形体锻炼的同时，特意招来太医，专门配制"防风通圣散"等减肥方药服用。

| 山药的药用价值 |

山药中有一种重要的营养成分，那就是薯蓣皂，其中含有各种激素基本物质，有激素之母的美称。它有促进内分泌激素合成的作用，促进皮肤表皮细胞的新陈代谢，提升肌肤的保湿功能，对改善体质也有一定的帮助。

山药排骨煲

功效：降逆止呕、止泻、健脾。

材料

排骨500克，山药300克，红枣
3枚,枸杞、姜片、料酒、盐各适量。

做法

1 将排骨洗净，氽烫。

2 锅中注水，放入排骨、姜片和料酒，大
火烧开转小火煲2小时。

3 将山药洗净，切成滚刀块，待排骨熟透
后放入，再放些枸杞和红枣，用小火煲
半小时，加盐调味即可。

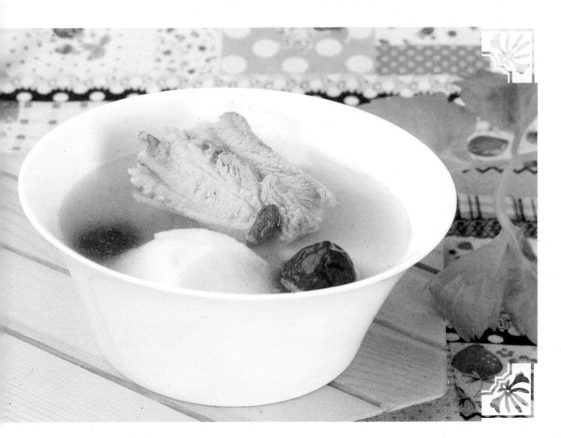

19

四物汤，让你面若桃花

　　许多女人心中都有个疑问：在没有名牌化妆品的年代，古代美女如何能维持白里透红、水嫩细滑的容貌呢？其实，真正美丽的脸庞，不是靠彩妆烘托出来的，而是由内而外焕发出的健康、红润肤色。桃红四物汤就能让你变成"面若桃花"的美人。

| 皇家养颜方 |

　　"四物汤"最早记载于晚唐蔺道人著的《仙授理伤续断秘方》，元代名医朱丹溪又对此进行了改进，变成了桃红四物汤。关于桃红四物汤，还有一个故事：公元 1321 年，朱丹溪出游路过桃花坞，他见当地女子个个面若桃花、白里透红，一番调查之后，发现当地的女子都爱喝一种汤，即自制的桃红汤。他就研究桃红汤的成分，发现里面有桃仁，还有红花，桃仁能健身心、养容颜，红花更能祛暗黄、美白肌肤。朱丹溪由此创立了一个经典美容养颜妙方，叫作"桃红四物汤"。

| 桃红四物汤的药用价值 |

　　"四物汤"被中医界称为"妇科养血第一方"，由当归、川芎、熟地、白芍四味药材组成。熟地含有甘露醇、维生素 A 等成分，与当归配伍后，可使当归的主要成分阿魏酸含量增加，使当归补血活血疗效增强，能改善女性脸色苍白、头晕目眩、月经不调、闭经等症。桃红四物汤是在四物汤的基础上加上桃仁和红花研制而成，专治血虚、血瘀导致的月经过多，还能改善先兆流产、习惯性流产，尤其对美容养颜有特别的功效。

四物汤

功效： 有抗炎、降血脂、扩张血管、抗疲劳等作用。

材料

白芍药、川当归、熟地黄、川芎各等9克。

做法

水煎服，每日2次。

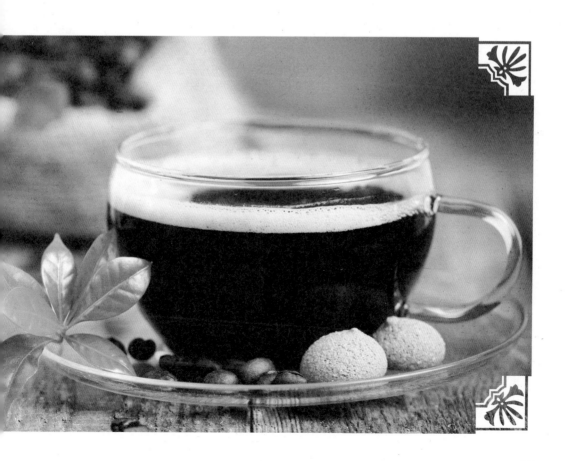

20

枇杷，润肺养颜的首选

《本草纲目》中说：枇杷"止渴下气，利肺气，止吐逆，主上焦热，润五脏"。"枇杷叶，治肺胃之病，大都取其下气之功耳，气下则火降，而逆者不逆，呕者不呕，渴者不渴，咳者不咳矣"。

| 皇家养颜方 |

枇杷清香鲜甜，略带酸味，民间有"天上王母蟠桃，地上三潭枇杷"之说，自古以来就是皇室宫廷中常用的养生食品。《清太医院秘录医方配本》中就记载了一款滋阴润肺的枇杷膏，非常著名。

| 枇杷的药用价值 |

中医认为肺主皮毛，主气、司呼吸，有宣发与肃降的作用，若肺功能失常日久，肌肤就会干燥，面容也会变得苍白憔悴。所以保养肺脏对美容养颜非常重要。而枇杷就是非常好的养肺食品。

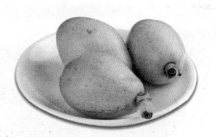

雪梨枇杷

功效：消炎、祛痰、润肺、止咳，秋天食用效果尤佳。

材料

雪梨6个，枇杷叶5片，蜜糖5汤匙，甜杏仁10枚，蜜枣5枚。

做法

1 先将5个雪梨切去1/5做盖，再把梨肉和梨心挖去。

2 把枇杷叶、甜杏仁和蜜枣洗净，放进梨内。余下的1个梨削皮、去心，切成小块，将梨肉块和蜜糖拌匀，分别放入每个雪梨内，盖上雪梨盖，放在炖盅里，小火蒸1个小时。

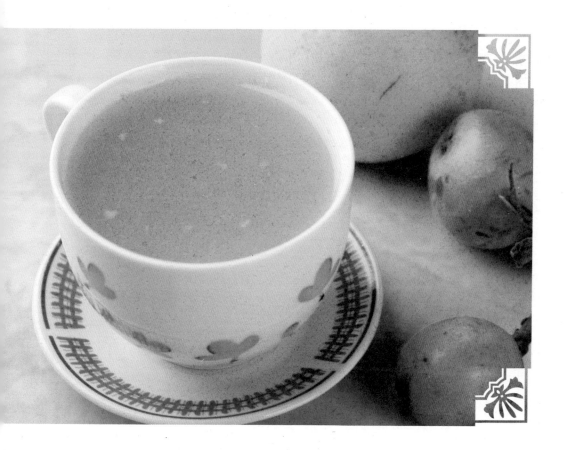

21

猕猴桃，还你清秀的脸

　　可不要小看这外形并不漂亮，全身还长有"毛毛糙糙"的小东西，它可是古代帝王嫔妃们的大爱之物呢，宫廷御膳中经常可以看到它的名字。现在，只要对美容养颜稍有研究的美女都会知道猕猴桃有很好的美白功效，她们不仅把猕猴桃当作水果来吃，还会用它来做菜。

| 皇家养颜方 |

　　猕猴桃名字的来历很有趣。据说，在两千多年前，黄山就生长着许多黄褐色、果皮上有许多棕色小点的野果，果肉里有密密麻麻的细小种子，果汁甜中带酸，黄山的猕猴很喜欢吃，故称"猕猴桃"。猕猴桃种子具有很强的生命力，会随猕猴的粪便到处传布，因而黄山漫山遍野都是猕猴桃牵藤挂蔓。明代著名医学家李时珍就曾来此考察，并对猕猴桃做了一番研究，他说："其形如梨，其色如桃，而猕猴喜食，故有诸名。"

| 现代的运用 |

　　猕猴桃一直享有"果中之王"的美誉，因为它的营养在各种水果中营养成分是最丰富、最全面的，仅仅两颗猕猴桃就含有人一天所需营养的1/3，常吃猕猴桃不仅美白养颜、减肥瘦身，还特别有益健康。猕猴桃维生素C含量极为丰富，要比橘子、苹果、香蕉等水果高几倍甚至几十倍。

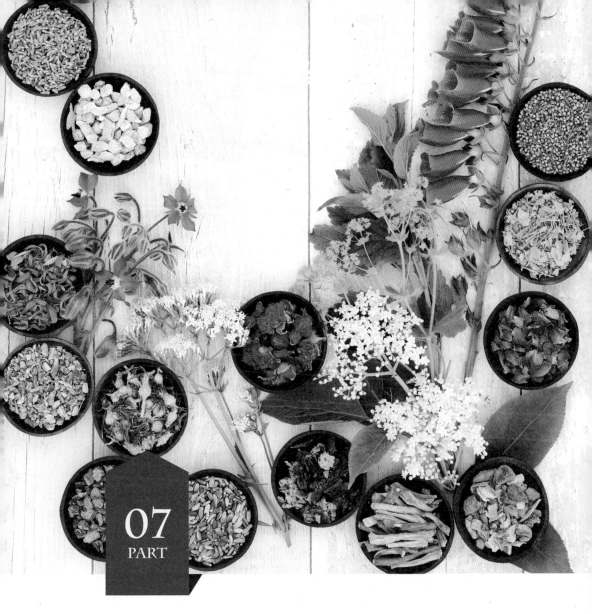

《红楼梦》中呈现的养生方

作为中国四大名著之一的《红楼梦》一直备受广大读者关注。不仅因为其包含的文学价值无可估量，还因为它事无巨细地为我们还原了几百年前人们的生活场景，而其中蕴含的医学知识、养生方法至今仍有借鉴意义。不如今天就让我们在其中寻觅一番，穿越历史，看看达官贵人是如何解读"养生"的。

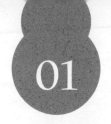

《红楼梦》中的养生智慧

在我国古典小说中，《红楼梦》具有极高的文学和艺术价值，这是曹雪芹阅尽人间沧桑而写就的一部伟大作品。《红楼梦》里描写了不少生活场景，可谓"一日三餐有学问，衣食住行皆文章"，其中许多细节符合养生之道。

1 采用饥饿疗法治疗感冒

《红楼梦》中的人物，从主子到丫鬟，一日三餐吃得都很少，感冒伤风时尤其如此。贾府中的大夫在医治感冒时，首先不是开药方，而是让患者先"清清净净地饿两顿"，或者要求饮食一定要清淡。小病不吃药是古人的养生良策。所谓饥饿疗法，并不是指一点东西都不吃，而是可以适当地喝些米汤。人们在患普通感冒时，可适

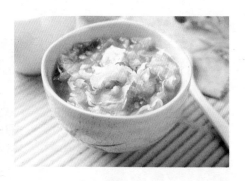

当喝些白米粥。夏天可在粥中放些绿豆，冬天可在粥中加点糯米，中老年人可在粥中加入适量的山药和红枣。对于胃肠型感冒，表现为厌食、腹泻者，可以用白萝卜加少量的盐一起煮汤服用，最好连萝卜一起吃下去，可以起到助消化的作用。

2 饮茶不可过量

《红楼梦》中的妙玉说过，喝茶"一杯为品，二杯即是解渴的蠢物，三杯便是饮牛饮骡了"。研究证实，茶叶中含有鞣酸，大量饮茶会造成体内鞣酸过多，从而极易引起胃肠功能失调。此外，喝茶不仅要限量，还应选择适合自己的茶。红楼梦里每个人喜欢的茶都不同。在《红楼梦》第四十一回"栊翠庵茶品梅花雪"中，作者写道："只见妙玉亲自捧了一个海棠花式雕漆填金'云龙献寿'的小茶盘，里面放一个成窑五彩小盖钟，捧与贾母。贾母道：'我不吃六安茶。'妙玉笑说：'知道，这是老君眉。'贾母便吃了半盏。"在这里，妙玉捧给贾母喝的"老君眉"也叫"君

山银针"，此茶形如老年人的长眉，有增寿之意，因此特别受到贾母的喜爱。妙玉精于茶道，知道人们若在吃了油腻食物后饮用六安茶容易停食、闹肚子，因此，她才捧给贾母这种具有消食解腻、养心安神功效，非常适合老年人饮用的老君眉。而六安茶也是贾府中很常见的一种茶饮，它的味道偏苦，具有清热解毒、清心明目、提神消乏、延年益寿的功效。书中还提到宝玉在吃了面食之后要喝女儿茶。

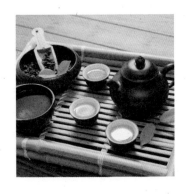

3 经常捶背

在《红楼梦》里，丫鬟给贾母、王夫人捶背的场景比比皆是。捶背是古代最常见的一种养生保健法。人体的后背上有三条重要的经络：沿着脊柱的是督脉，为人体的阳中之阳；督脉两侧各旁开1.5寸，即是膀胱经，它关系着人体的五脏六腑。捶背养生法的关键是要捶得"轻"，即五指并拢稍微弯曲，呈握空拳状，以手指一面捶背。捶背的顺序应沿着脊柱自上而下，从中间到两侧。

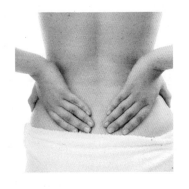

4 寿从乐中来

贾母去世时83岁，刘姥姥85岁依然健在。两人虽然一富一贫，生活环境也大不相同，但都高寿。那么她们的长寿秘诀是什么呢？贾母重视享受天伦之乐，她喜欢和全家人一起吃团圆饭，爱热闹，不喜欢孤独。而刘姥姥生性多动，性格乐观幽默，且有一颗平常心，受了他人的戏弄也不生气，常常自嘲"端多大碗吃多大饭"。这是她们的长寿秘诀。研究证实，许多疾病，如胃病、肠炎、高血压、冠心病、癌症等，都和心情有很大关系。

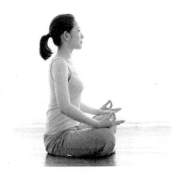

02

贾母夜宵"杏仁茶"

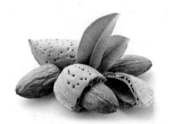

　　元宵节，众人在大观园玩乐至深夜。贾母说："夜长，不觉得有些饿了。"凤姐儿忙回说："有预备的鸭子肉粥。"贾母道："我吃些清淡的罢。"凤姐儿忙说道："也有枣儿熬的粳米粥，预备太太们吃斋的。"贾母笑道："不是油腻腻的就是甜的。"凤姐儿又忙说道："还有杏仁茶，只怕也甜。"贾母道："倒是这个还罢了。"（《红楼梦》第五十三回：宁国府除夕祭宗祠，荣国府元宵开夜宴。）这一段描述道出了贾母的养生之道。她深知油腻和过甜食物，都会伤害内脏，影响消化，最后选中了喝清淡的杏仁茶。

| 历史溯源 |

　　杏仁，又称杏子、杏实，为蔷薇科植物杏或山杏的果实，我国各地均有栽培。杏仁营养丰富、酸甜适口，可制成杏干、杏脯等，食用十分方便。杏，自古以来为人们所喜爱，不少文人墨客写诗赞颂它，如"满园春色关不住，一枝红杏出墙来"，"红杏枝头春意闹"等。人们对名医大家冠以"杏林高手"的雅称，语出于三国。当时名医董奉常为人治病不收药费，病家为酬谢他在其宅旁种杏树一株，数年后，蔚成杏林，号称"董仙杏林"。从此杏林即成为中医界的誉称。

| 中医观点 |

　　杏仁性味苦、微温，有小毒，入肺经、大肠经，有止咳平喘、生津止渴、润肠通便之功。《本草纲目》言"杏实，止渴，去冷热毒"。杏仁，主治咳逆上气雷鸣，喉痹，下气，产乳，金疮，寒心奔豚。《珍珠囊》言其可"除肺热，治上焦风燥，利胸膈气逆，润大肠气秘"。《随息居饮食谱》言其"润肺生津"；对咳嗽气喘、大便秘结、胃阴不足、口渴咽干等，有药到病除之效。

杏仁茶

制作方法

1. 准备甜杏仁、糯米面、白糖各少许。
2. 将甜杏仁磨细备用。锅中加适量清水煮沸后，下甜杏仁粉及糯米面调匀，再下白糖，煮至熟即可服食。

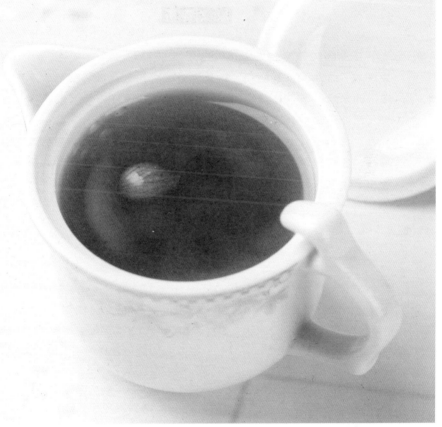

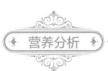
◆ 营养分析 ◆

  近年来，随着杏仁防癌抗癌作用的发现，杏仁身价倍增。调查发现，喜食杏干、杏仁的喜马拉雅山南部及斐济人，其不仅长寿，而且从未患过癌症。日本人也将杏仁作为防治癌症的食疗食物之一。

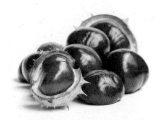

风干栗子栗粉糕

　　宝玉的乳母李嬷嬷来看宝玉，看见酥酪，拿匙就吃。一个丫头说是"给袭人留着的"，结果李嬷嬷听后"赌气将酥酪吃尽"，宝玉回来后，袭人只得哄骗宝玉去吃"风干栗子"（《红楼梦》第十九回：情切切良宵花解语，意绵绵静日玉生香）。第三十七回中写道：袭人端过两个小掐丝盒子来。先揭开一个，里面装的是时鲜果品，又那一个，是一碟子风干栗子栗粉糕。这栗粉糕即板栗糕，是用栗子制成的。

| 历史溯源 |

　　栗粉糕见于南宋《武林旧事》一书，足见以栗子制糕为时甚早。《清稗类钞》载："栗糕，以栗去壳，切片晒干，磨成细粉，三分之一加糯米粉拌匀，蜜水拌润，蒸熟食之，和入白糖。"清袁枚《随园食单》也有"栗糕"条云："煮栗极烂，以纯糯粉加糖为糕蒸之，上加瓜仁、松子，此重阳小食也。"又云："新出之栗烂煮之，有松子香。厨人不肯煨烂，故金陵人有终身不知其味者。"贾府用新栗制糕上加桂花，当系极讲究的美味佳点。

| 中医观点 |

　　中医认为，栗子性味甘温，入脾经、胃经、肾经，有养胃健脾、补肾强腰之功，适用于脾胃虚弱所致的反胃、泄泻及肾虚腰膝无力，小儿筋骨不健等。《名医别录》言其"主益气，厚肠胃，补肾气"。《千金食治》言其"生食之，甚治腰脚不遂"。《新修本草》言其"嚼生者涂病上，疗筋骨断碎，疼痛，肿瘀"。《滇南本草》言其"生吃止吐血、衄血、便血，一切血证俱可用"。

风干栗子栗粉糕

制作方法

1. 准备栗子仁 100 克，白糖 30 克，琼脂 5 克。

2. 将栗子仁碾碎。

3. 将琼脂放入水中泡 10 分钟，然后加热煮化，加入白糖。煮开后加入栗子粉。放在一个比较薄的盒子中冷却凉凉后取出切成小块。

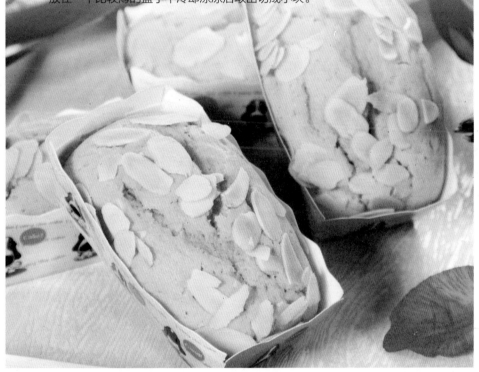

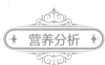
营养分析

俗话说："果中栗，最有益。"栗子色泽鲜艳，果仁肥厚，果肉红腻，甘甜芳香，营养丰富，兼有大豆、小麦的营养，堪与莲子媲美。据测定，栗子中淀粉的含量高达 62% ~ 70%，蛋白质含量为 5.7% ~ 10.7%，脂肪含量为 3% ~ 7.4%。

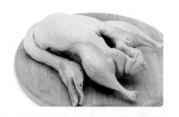

04

贾母夜宵鸭肉粥

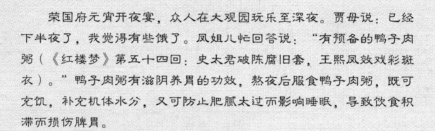

原文赏析

　　荣国府元宵开夜宴，众人在大观园玩乐至深夜。贾母说：已经下半夜了，我觉得有些饿了。凤姐儿忙回答说："有预备的鸭子肉粥（《红楼梦》第五十四回：史太君破陈腐旧套，王熙凤效戏彩斑衣）。"鸭子肉粥有滋阴养胃的功效，熬夜后服食鸭子肉粥，既可充饥、补充机体水分，又可防止肥腻太过而影响睡眠，导致饮食积滞而损伤脾胃。

| 历史溯源 |

　　宝玉要芳官别睡觉，外出玩一会儿后好吃饭。芳官说："若是晚上吃酒，不许叫人管着我，我要尽力吃够了才罢。"宝玉说，这个容易。一会儿，柳家的果然叫人送了一个盒子来，其中一碗是酒酿清蒸鸭子……并一大碗热腾腾碧莹莹绿畦香稻粳米饭。宝玉闻着，倒觉比往常之味有胜些似的，遂吃了一个卷酥，又命小燕也拨了半碗饭，泡汤一吃，十分香甜可口（《红楼梦》第六十二回：憨湘云醉眠芍药裀，呆香菱情解石榴裙）。

| 中医观点 |

　　鸭肉，又称鹜肉、家凫肉，为鸭科动物家鸭的肉，全国各地均有饲养。鸭的品种较多，羽毛有白、黑褐、斑褐等不同颜色，其中较为著名的有北京鸭、麻鸭等。入药以老而色白，肥大而骨乌者为佳。

　　鸭肉性味甘、咸，微寒，入脾经、胃经、肺经、肾经，有滋阴养胃、利水消肿之功，本品性味甘寒而长于滋胃阴而除热，又有利湿之功，故对阴虚而见水肿者甚宜。《本草纲目》言"鸭肉补虚除客热，利脏腑及水道，疗小儿惊痫，解丹毒，止热痢"。

鸭肉粥

制作方法

1. 准备鸭肉 100 克，大米 100 克，调味品适量。

2. 将鸭肉洗净，切细。

3. 大米淘净备用。

4. 先将鸭肉放锅中，加适量清水煮沸后，再下大米煮粥，同煮至粥成时，下葱花、姜末、盐、味精等调味品，再煮一两沸即可服食。

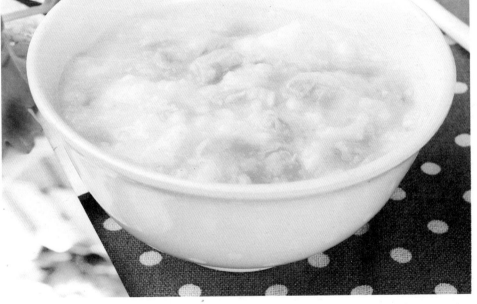

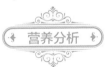

营养分析

鸭肉富含蛋白质、脂肪、糖类、钙、磷、铁等，既是美味佳肴，又是补养珍品。鸭是水禽，尤适用于体内有热、上火者食用，特别是一些低热、虚弱、食少、大便干燥和水肿者，食鸭肉最为适宜。鸭可煮食、饮汤、卤食、蒸食、烤食。

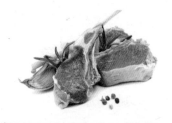

贾母进补蒸羊羔

原文赏析

宝玉因心里帖记着诗社，天亮了就爬起来，盥漱已毕，忙忙往芦雪庭来。一时众姊妹来齐，宝玉只嚷饿了，连连催饭。好容易等摆上来，头一样菜便是牛乳蒸羊羔。贾母便说："这是我们有年纪的人的药，没见天日的东西，可惜你们小孩子们吃不得。今儿另外有新鲜鹿肉，你们等着吃。"书里说的"牛乳蒸羊羔"为中老年人滋补佳品，故贾母说"你们小孩子们吃不得"。于是取出鹿肉，凤姐、平儿、湘云三人"褪去手上的镯子，三个围着火炉儿，便要先烧三块吃"。探春笑道："你闻闻，香气这里都闻见了，我也吃去。"

| 历史溯源 |

据《本草纲目》记载：隋朝的大总管麻叔谋有次患病，隋炀帝令宫廷太医去诊治。太医看过病后，要麻叔谋吃蒸羊羔。结果非常灵验，一个疗程未到，麻叔谋的病就好了。宋朝的黄庭坚、苏东坡等人也喜欢吃蒸羊羔。蒸羊之法在《齐民要术·饮食篇》已有记载，清代《食宪鸿秘》详记制法，均可参考。

| 中医观点 |

贾母为什么不让宝玉等人吃牛乳蒸羊羔呢？因为羊羔系禀受精血结孕之品，尤擅补虚。与宝玉同龄的公子小姐们正血气旺盛，无须大施温补。这是符合科学道理的。中医的"补"是对"虚"而言的。所谓"虚则补之"，也就是说，有"虚"的人才需要补。像贾母这些年过七旬的老年人，即使平时健康无病，但他们的器官组织会有不同程度的老化，若平时患有慢性病，那更容易出现某些脏器的功能损害，所以中老年人或多或少存在虚的情况，对他们进行适当调补是在情理之中的事。通过进补，可以起到促进代谢、增强体质、延年益寿的作用。

蒸羊羔

制作方法

1. 准备羊羔肉 300 克，面粉 100 克，大葱、鲜姜、盐、味精、花椒大料油各少许。

2. 羊羔肉带骨剁成小块，用盐、味精、花椒大料油和适量面粉拌匀入味后放在小碗里，上面再放上大葱、鲜姜，然后上笼蒸熟即成。

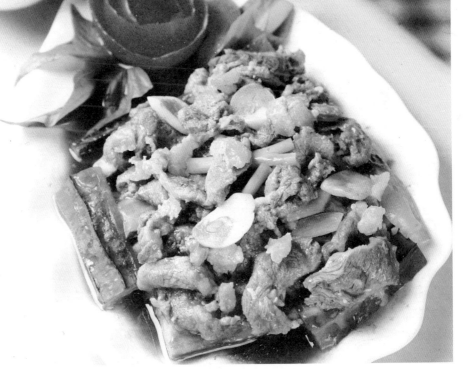

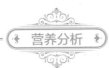
营养分析

　　本品含丰富的蛋白质、脂肪、磷、钙、维生素 B_1、维生素 B_2 和铁等。据分析，羊肉所含的铁质、钙质均高于猪肉、牛肉，故而对肺部疾病，如气管炎、肺结核、支气管哮喘、贫血、产后气血亏虚、体虚畏寒、腹部冷痛、营养不良、阳痿、腰膝酸软等有明显疗效。但羊肉性温，外感时邪或内有积热者忌食。

黛玉咳嗽吃燕窝

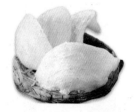

黛玉每年的春分、秋分季节以后，一定会犯咳嗽的老毛病。这年秋天，偏偏又遇着贾母高兴，于是陪着贾母多玩了两次，体力不支，又咳嗽起来，自己觉得比哪一次的咳嗽症状都重，于是"闭门不出"，只在自己的住处休养。宝钗知道这件事后，过来看望黛玉，并劝黛玉"每日早上起来后取上等燕窝一两，冰糖五钱，用银铫子熬粥服食，若经常吃习惯了，这食疗的效果比药还强，最是滋阴补气的"。（《红楼梦》第四十五回：金兰契互剖金兰语，风雨夕闷制风雨词。）

| 历史溯源 |

燕窝，又名燕窝菜、燕菜、燕根，为雨燕科动物金丝燕及多种同属燕类用唾液或唾液与绒毛等混合凝结所筑成的巢窝，燕的品种有白燕、毛燕、血燕等，以白燕为最佳。燕窝宜药宜膳，我国早在唐代已入食典，明代郑和七次下西洋，曾在马来群岛尝过燕窝，回朝时带了一些珍品献给皇上，使龙颜大悦。到了清代，燕窝则成了宫宴上的宠物，贾府中贾元春是皇帝的宠妃，贾府中吃燕窝则不是什么新鲜事了。

| 中医观点 |

燕窝性味甘平，入肺经、胃经、肾经，有滋阴润肺、益气补中之功，适用于肺阴亏虚所致的咳嗽痰喘、咯血，身体虚弱所致的吐血、久痢、久疟、噎膈、反胃等。

燕窝

制作方法

1. 取燕窝 33 克，冰糖 15 克。

2. 将燕窝用清水发开，择净；冰糖捣碎。

3. 先取燕窝放入锅中，加清水适量，文火慢慢熬煮，待沸后，再下冰糖，续熬至粥熟汤浓时即成，每日 1 剂，5 天为 1 疗程，连续 1～2 个疗程。

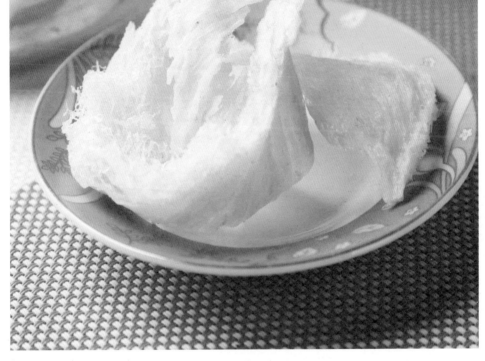

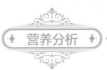

营养分析

　　常食燕窝，可使皮肤、毛发得到滋养，有补气、养颜的作用。新近研究发现，燕窝还有抗感染、提高机体免疫力、防衰抗老、防癌抗癌之功。黛玉久患咳嗽，肺气亏虚，阴液不足，而燕窝有滋阴润肺、益气补中之功，所以宝钗劝黛玉常食燕窝粥，既可滋阴润肺、化痰止咳，又可健脾益气、增强体力。

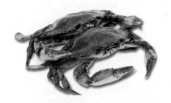

油腻腻的蟹肉饺

刘姥姥二进大观园，贾母陪着刘姥姥闲逛时，小丫鬟们送来了两个点心盒子，其中一个盒子盛着两样炸食：一样是一寸大小的小饺儿，贾母因问是什么馅儿，婆子们忙回答说是"蟹肉小饺儿"。贾母嫌"油腻腻的"，只吃了个卷子。（《红楼梦》第四十一回：栊翠庵茶品梅花雪，怡红院劫遇母蝗虫。）

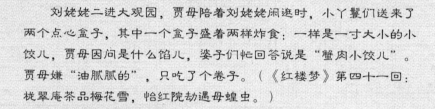

| 历史溯源 |

《红楼梦》中金陵四大家对螃蟹情有独钟。"螯封嫩玉双双满，壳凸红脂块块香"，"眼前道路无经纬，皮里春秋空黑黄"。这是林黛玉和薛宝钗两人写的咏螃蟹的诗句。（《红楼梦》第三十八回：林潇湘魁夺菊花诗，薛蘅芜讽和螃蟹咏。）薛宝钗还说："现在这里的人，从老太太起，连上屋里的人，有多一半都是爱吃螃蟹的……我和我哥哥说，要他几篓极肥极大的螃蟹来，再往铺子里取上几坛好酒来，大家热闹呢。"（《红楼梦》第三十七回：秋爽斋偶结海棠社，蘅芜苑夜拟菊花题。）

| 中医观点 |

"秋风响，蟹脚痒""菊花黄，蟹儿壮"，中秋一过，肥蟹上市。这时的螃蟹体壮膏满，肉质鲜美，正是食蟹的好时机。螃蟹，又名河蟹、毛蟹、横行介子、无肠公子，为方蟹科动物中华绒螯蟹的肉或全体，分布于我国渤海、黄海和东海、长江流域等地。中医认为，螃蟹性味咸寒，入肝经、胃经，有活血化瘀、清热利湿之功，适用于跌打损伤、瘀血肿痛及妇人产后瘀血腹痛、难产、胎衣不下、湿热黄疸等。

蟹肉饺

制作方法

1. 准备蟹肉150克,澄面250克,大油50毫升,姜末、冬笋共50克,盐3克,绍兴黄酒25毫升,鸡精1克,清汤100毫升,花生油50毫升,葱油15毫升。

2. 将澄面用沸水烫熟,用少许大油揉搓,使面团光滑不夹生粉,盖上布。冬笋切小丁备用。

3. 放入少许花生油煸炒姜末爆出香味时,放入蟹肉、冬笋丁煸炒,并加入盐、绍兴黄酒、清汤煮沸入味后收汁,再加入鸡精、葱油炒匀,出锅冷却后备用。

4. 将烫好的面团揪成小剂子,面案上抹少许油,用刀把面剂碾成圆皮,用花戳子刻出一个有花边的圆皮,把馅放在中间,对边捏好后放入小竹笼中蒸熟,约蒸10分钟即可服食。

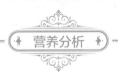 ◆ 营养分析 ◆

本品含蛋白质、脂肪、维生素及矿物质钙、磷、铁及氨基酸等,蟹的蛋白质含量比猪肉和鱼高五倍多,脂肪含量却比猪肉和鱼少得多,所以吃起来香而不腻。虾、蟹肉中所含的虾青素是一种类胡萝卜素,有抑制肿瘤、清除自由基、增强免疫力及抑制氧化等作用。

08

油盐炒的枸杞芽

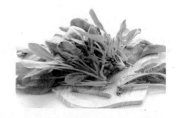

 | 历史溯源 |

　　枸杞春天发嫩芽，味苦中带甘，也可当食品。元朝鲁明善《农桑衣食撮要》卷上"种枸杞"言"春间嫩芽叶可做菜食"。《药性论》言枸杞芽"和羊肉作羹，益人，甚除风、明目"。广西《中草药新医疗法处方集》言"枸杞叶二两，鸡蛋一只，稍加调味，煮汤吃，每日一次，治急性结膜炎"。《滇南本草》言"枸杞做菜，同鸡蛋炒食，治年少妇人白带"。《养小录》言其"焯拌，宜姜汁、酱油、微醋，亦可煮粥，冬食子"。据1966年出版的《大众菜谱》中有，苏州菜肴"生煸枸杞"，实际上就是油盐炒枸杞，其烧法简单方便，是江南地区极普通的家常菜也。

 | 中医观点 |

　　枸杞芽，又名枸杞尖、枸杞菜、枸杞叶、枸杞头、枸杞苗，为茄科植物枸杞的嫩茎叶，主产于甘肃、宁夏、河北、青海等地，以宁夏产者最为著名。春季采摘其嫩叶，老者不堪食用。枸杞苗味苦、甘，性凉，入肝经、肾经，有清退虚热、补肝明目、生津止渴之功，适用于肝肾阴虚或肝热所致的目昏、夜盲、目赤涩痛、视力减退、热病津伤口渴等。

炒枸杞芽

制作方法

1. 准备枸杞芽 150 克，红辣椒 10 克，葱、姜、蒜、盐、食用油各适量。
2. 将枸杞芽洗净。锅中放适量食用油烧热后，下葱、姜、蒜、红辣椒爆香，而后下枸杞芽，炒至熟时，加盐，翻炒片刻即可服食，每日 1 剂。

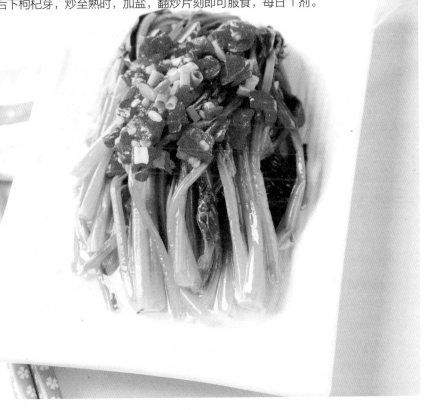

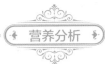
营养分析

　　本品含维生素 C、甜菜碱、琥珀酸、谷氨酸、天门冬氨酸、脯氨酸、丝氨酸、精氨酸、酪氨酸等。本品可凉拌、氽汤、煮粥、炒食等。

消食火腿鲜笋汤

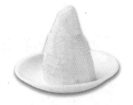

　　宝玉玩了一会儿，内厨房的婆子来问："晚饭有了，可送不送。"说话之间，便有小丫头子捧了盒子进来站住，晴雯麝月揭开看时，有四样小菜，还有一碗"火腿鲜笋汤"。宝玉喝了半碗，吃了几片笋，又吃了半碗粥就罢了（《红楼梦》第五十八回：杏子阴假凤泣虚凰，茜纱窗真情揆痴理）。贾府中每日锦衣玉食，吃些竹笋，有开胃消食作用。

| 历史溯源 |

　　火腿鲜笋汤在清代中叶，是高档食品。《调鼎集》记载："上席……冬笋火腿汤。"明清时食火腿鲜笋汤是江南食俗。火腿与春笋合烹，其滋味特佳，扬州人称"一啜鲜"，故宝玉急急地端起来就喝，被热汤烫了嘴。竹笋，又名毛笋、竹芽、竹萌，为禾本科植物毛竹的苗，长江流域及南方各省普遍栽培，冬季生长采挖者名冬笋，春季生长采挖者名春笋，嫩小者加工为玉兰片。冬笋比春笋更味美诱人，有"笋中皇后"之称，唐代大文学家杜甫曾有诗赞云："远传冬笋味，更觉彩衣浓。"

| 中医观点 |

　　竹笋味甘、性寒，入肺经、胃经，有清热化痰、解毒透疹、和中润肠之功，适用于热毒痰火内盛、胃热嘈杂、口干便秘、咳嗽痰多、食积不化、疹发不畅、脘腹胀满等。《名医别录》言其"主消渴，利水道，益气可久食"。《本草纲目拾遗》言其"利九窍，通血脉，化痰涎，消食胀"。《本草求原》言其"甘而微寒，清热除痰，同肉多煮，益阴血。痘疹血热毒盛，不起发者，笋尖煮汤及入药，俱佳"。《随息居饮食谱》言其"甘凉，舒郁，降浊升清，开膈消痰"。

火腿鲜笋汤

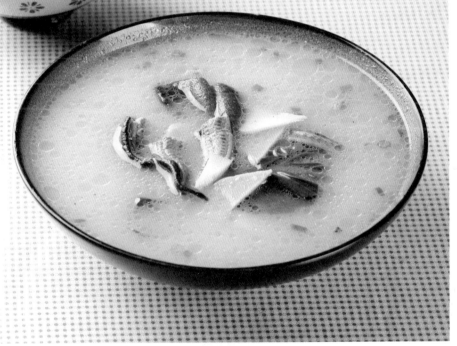

制作方法

1.准备火腿 1 根，鲜笋 50 克，调料适量。

2.先将火腿洗净，切块，放入锅中，加适量清水，煮至火腿熟烂后，调入鲜笋和调料，煮沸后，去浮油即成。

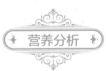

营养分析

　　竹笋不仅味道鲜美，而且营养丰富。据测定，每 100 克竹笋含蛋白质 4.1 克，糖类 5.7 克，脂肪 0.1 克，钙 22 毫克，磷 57 毫克，铁 0.1 毫克，此外，还含有多种维生素和氨基酸。特别是冬笋含有一种"亚斯颇拉金"的白色含氮物，使它与各种肉类烹调后显出特别鲜的味道。

宝玉袭人吃松瓤

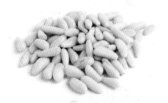

| 历史溯源 |

　　明朝李时珍对松子的药用曾给予很高的评价，他在《本草纲目》中写道："海松子，释名新罗松子，气味甘小无毒；主治骨节风，头眩、去死肌、变白、散水气、润五脏、逐风痹寒气，虚羸少气补不足，肥五脏，散诸风、湿肠胃，久服身轻，延年不老。"可食用，可做糖果、糕点辅料，还可代植物油食用。

| 中医观点 |

　　松瓤，又名松子、松子仁、海松子、新罗松子，为松科植物红松的种子，产于我国东北地区，果熟后采收。松子自古以来就为人们所喜爱，我国人民食用松子至少已有三千多年的历史，作为大众的保健食品，远在唐代段成式的《酉阳杂俎》中就有论述。到了宋代，人们食松子已是普遍现象，被人们誉为延年益寿的"长生果"。

　　松子味甘、性温，入肝经、肺经、大肠经，有润肺止咳、益气补虚、润肠通便之功，为中老年常用的滋补强壮之品，对老年慢性支气管炎、支气管哮喘、便秘、神经衰弱、头晕眼花等有一定的疗效。《日华子本草》言其"逐风痹寒气，补不足，润皮肤，肥五脏"。

奶油松瓤卷酥

制作方法

1. 准备面粉 500 克，芝麻 100 克，奶油 100 克，松仁 200 克，鸡蛋 4 个，大油 200 克，白糖 300 克，泡打粉、盐各适量。

2. 将松仁洗净，焙干研为碎粒；芝麻漂洗焙干备用；把鸡蛋、大油、芝麻、盐、□□□□□□□糖调和成馅备用。

3. 将面粉放入盆内，四周撒入适量泡打粉，然后分成两份，一份和成水油面团，一份和成油酥面团。

4. 把馅擀成与面皮大小一致的长方形盖在面皮上，对头卷成如意卷形，用快刀切成大小均等的酥块放入烤盘入炉，烤熟即成奶油松瓤卷酥。

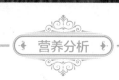

❖ 营养分析 ❖

松子中脂肪成分是油酸、亚油酸等不饱和脂肪酸，有软化血管及防治动脉粥样硬化的作用。因此，中老年人常食松子可防止胆固醇增高引起的心血管疾患。另外，松子中含有较多的磷，对人体大脑及神经系统有益。

11

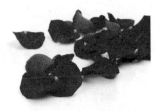

进上清露宝玉尝

原文赏析

　　宝玉挨打后，要吃酸梅汤。袭人只拿那糖腌的玫瑰卤子和了，给宝玉吃了小半碗。王夫人知道后，叫人拿来几瓶香露，袭人说只拿两瓶来吧。彩云听了，去了半日，果然拿了两瓶来付与袭人。袭人看时，只见两个玻璃小瓶却有三寸大小，上面螺丝银盖，鹅黄笺上写着"木樨清露"，那一个写着"玫瑰清露"。

| 历史溯源 |

　　宝玉吃的"玫瑰卤子"，据曹公佚著《废艺斋集稿·斯园膏脂摘录》中所载："凡有色有香花蕊，皆于其初放时采来，以酿饴之露和以盐梅，然后渍之。贮使经年，香味颜色不变。"

| 中医观点 |

　　玫瑰花味甘、微苦，性温，有理气解郁、和血散瘀之功。本品药性温和，温而不燥，疏肝而不伤阴，长于疏发肝胆肺脾郁气，温养心肝血脉，在临床上有着广泛的用途，适用于肝胃气痛、新久风痹、吐血咯血、月经不调、赤白带下、痢疾、乳痈、肿毒等症。《食物本草》言其"主利肺脾，益肝胆，辟邪恶之气"。《药性考》言其"行血破积，损伤瘀痛"。《本草拾遗》言其"和血行血，理气，治风痹，噤口痢，乳痈，肿毒初起，肝胃气痛"。

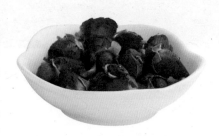

《本草再新》言其"舒肝胆之郁气，健脾降火，治腹中冷痛、胃脘积寒，兼能破血"。

玫瑰卤子

制作方法

1. 准备玫瑰花 20 克，乌梅 15 克，蜂蜜适量。

2. 取含苞初放的玫瑰花洗净，晒干水汽，而后与蜂蜜、乌梅同放置于净瓶中，密封贮存 1 个月即可食用。

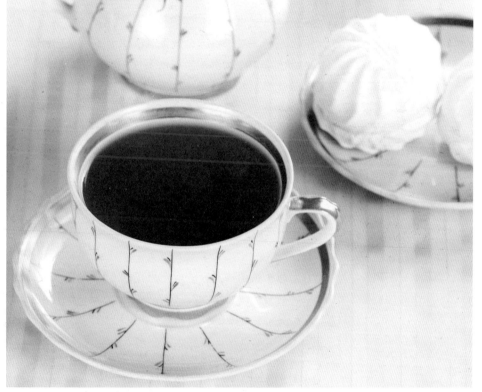

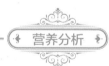

营养分析

玫瑰可食用。《食物本草》记载："玫瑰花食之芳香甘美，令人神爽。"玫瑰花含有丰富的维生素 C、葡萄糖、木糖、蔗糖、枸橼酸、苹果酸，食之味道鲜美。此外，玫瑰花还可作为熏茶、浸酒、做糕点和蜜饯、制作菜肴等食用材料。

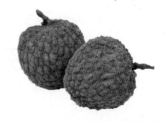

宝玉送荔枝表深情

　　探春写了一封花笺给二哥宝玉。这封信写得十分漂亮，带些骈俪味，又显然是出于闺阁之手的。笺云："前夕新霁，月色如洗。因惜清景难逢，讵忍就卧，时漏已三转，犹徘徊于桐槛之下。未防风露所欺，致获采薪之患。昨蒙亲劳抚嘱，复又数遣侍儿问切，兼以鲜荔并真卿墨迹见赐，何惠爱之深耶。"这些鲜荔枝是怎样送去的呢？同回中作者又用如花之笔巧做点染。他没有正面写，却借袭人查点一件缠丝白玛瑙碟子引起，由晴雯口中笑着说明了当时情况，"给三姑娘送荔枝去的，还没送来呢……他（宝玉）说这个碟子，配上鲜荔枝才好看。"

| 历史溯源 |

　　荔枝，又名离支、丹荔，为无患子科植物荔枝的成熟果实，产于我国广东、广西、福建、四川等地，有"果中之王"之称。白居易曾赞其："嚼疑天上味，嗅异世间香，润胜莲生水，鲜逾橘得香。"宋朝文学家苏东坡曾贬官广东，心情抑郁，在吃了当地的荔枝后高兴地写道："日啖荔枝三百颗，不辞长作岭南人。"他竟因此而不愿离开广东了。唐朝杨玉环喜吃荔枝，无奈山高路长，便用快马传送。《过华清宫》中"一骑红尘妃子笑，无人知是荔枝来"的诗句，使荔枝身价倍增。贾府吃的荔枝自然也来之不易了，故宝玉送荔枝与探春时，探春喜之不尽："何惠爱之深耶。"

| 中医观点 |

　　自古以来，荔枝就被视为滋补佳品。中医认为，荔枝味甘、酸，性温，入心经、脾经、肝经，有补脾止泻、养肝益血、理气止痛、补心安神之功，适用于脾虚久泻，妇女血虚崩漏，胃寒腹痛，气滞呃逆不止及心悸、怔忡、失眠、多梦等症。《本草纲目》言其"补脑健身，开胃益脾"。《食疗本草》言其可"益智，健气"。荔枝核为散寒祛湿上品，肝经血分良药，能行血中之气，温散经络之寒，治疗因风寒所致的疝疾、睾丸疼痛、坠胀、胃寒疼痛等。

荔枝汤

制作方法

1. 准备荔枝 25 克，蜂蜜适量。

2. 将荔枝去皮核，洗净，与蜂蜜同置于锅中，文火煮沸后，再煮 15 分钟，温装瓶，密封浸泡服食。

3. 服用时每次 2 ~ 3 枚，每日 1 ~ 2 次。可养心安神，治疗心悸怔忡、失眠多梦。

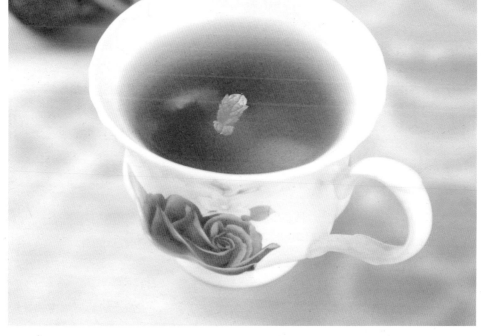

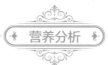

营养分析

荔枝肉含葡萄糖、蔗糖、蛋白质、脂肪、胡萝卜素、维生素 B_1、维生素 B_2、维生素 C、叶酸、枸橼酸、苹果酸、钙、磷、铁、精氨酸、色氨酸等成分，可促进微细血管的血液循环，防止雀斑的发生，令皮肤更加光滑。用途：用于胃阴不足、口渴咽干、脾虚少食或腹泻、血虚心悸。

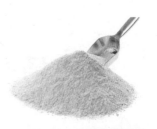

姑娘们吃菱粉糕

原文赏析

　　袭人叫宋妈妈给史姑娘送东西去，宋妈妈说："姑娘只管交给我，有话说与我，我收拾了就好一顺去。"于是袭人"端过两个小掐丝盒子来。先揭开一个，里面装的是红菱和鸡头两样鲜果，又那一个，是一碟子糕"（《红楼梦》第三十七回：秋爽斋偶结海棠社，蘅芜苑夜拟菊花题）。

　　大观园的姑娘们咏菊、吃蟹、饮酒，好不热闹，王熙凤又将舅太太那里送来的菱粉糕和鸡油卷儿等，命婆子们送来给姑娘们吃（《红楼梦》第三十九回：村姥姥是信口开合，情哥哥偏寻根究底）。

 | 历史溯源 |

　　菱粉糕为清代南方一味名食。清代《调鼎集》载："老菱肉晒干，研末，和糯米粉三分，洋糖，印糕蒸，色极白润。"

 | 中医观点 |

　　菱，又称菱实、菱角、水菱，为菱科植物菱的果肉，生长于池塘河沼中，各地均有种植，8～9月间采收。中医认为，菱实味甘、性凉，入脾经、胃经，有清热除烦、益气健脾之功。《本草纲目》言其"解伤寒积热，止消渴，解酒毒"。《名医别录》言其"安中补五脏，不饥轻身"。一般清热生津多生用，益气健脾多熟用，或用菱实粉。本品不宜多食，以免引起腹胀。另外，此物性凉，可平息男女欲火，令人败性，故《食疗本草》言"凡水中之果，此物最发冷气，损阳，使人玉茎消衰"，故不宜久食，以免引起性功能减退，或阳痿，或性欲低下。

菱粉糕

制作方法

1. 准备菱角 500 克，糯米粉 500 克，白糖 50 克，绿茶粉 50 克。

2. 将菱角去皮壳，煮熟，打烂，与糯米粉、绿茶粉、白糖拌匀，制成糕状，上笼中蒸熟即可服食。

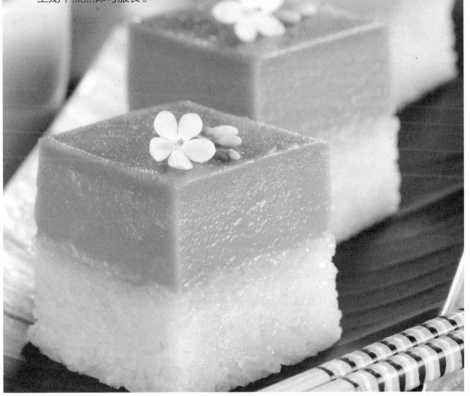

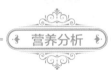 营养分析

　　菱角含有丰富的淀粉、葡萄糖及蛋白质。常食菱果，除对老年人脾胃亏虚、食欲不振、肢软乏力等有治疗作用外，对胃癌、肺癌、食管癌、直肠癌、膀胱癌等，也有辅助治疗作用。

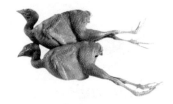

老太太喜吃鹌鹑

14

原文赏析

王熙凤劝邢夫人不要因大老爷（贾赦）要娶鸳鸯的事去找老太太（贾母），凤姐说方才来时，舅母那边送了两笼子鹌鹑，我吩咐他们炸了，原要赶太太晚饭上送过来的（《红楼梦》第四十六回：尴尬人难免尴尬事，鸳鸯女誓绝鸳鸯偶）。第五十回姑娘们联诗制谜时，因天气寒冷，李纨捧过手炉来，探春亲自斟了暖酒，奉与贾母。贾母便饮了一口，问那个盘子里是什么东西。众人忙捧了过来，回说是糟鹌鹑。贾母道："这倒罢了，撕一两点腿子来。"于是李纨要来水洗净了手，亲自撕了递与贾母。这鹌鹑有"动物人参"的美誉。

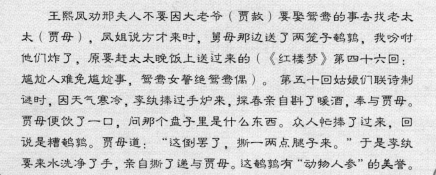

| 历史溯源 |

《食疗本草》言其可"补五脏，益中续气，实筋骨，耐寒暑，消结热"。《食经》言其可"主赤白下痢，漏下血暴，风湿痹，养肝肺气，利九窍"。

| 中医观点 |

中医认为，本品味甘、性平，入脾经、胃经，有补中益气，清热利湿之功，适用于消化不良、食欲不振、下痢、湿痹等症。医界认为，鹌鹑肉（需用人工养殖鹌鹑）适宜于营养不良、体虚乏力、贫血头晕、肾炎水肿、泻痢、高血压、肥胖症、动脉粥样硬化等患者食用。其所含丰富的卵磷，可生成溶血磷脂，抑制血小板凝聚，可阻止血栓形成，保护血管壁，阻止动脉粥样硬化。磷脂是高级神经活动不可缺少的营养物质，具有健脑作用。

炸鹌鹑

制作方法

1. 准备鹌鹑（人工养殖）2只，芝麻50克，鸡蛋4个，面粉75克，盐3克，绍兴黄酒30毫升，胡椒粉15克，香油150毫升，葱、姜各适量，花椒粉一小碟，番茄沙司一小碟。

2. 将鸡蛋除去蛋黄，留蛋清放在盆中用蛋抽将其抽起，加入适量面粉、盐、绍兴黄酒、胡椒粉、葱、姜搅拌均匀。将鹌鹑脯逐个粘上面粉，然后在抽起的糊中拖饱满，并在一面糊上芝麻，入烧热的香油锅中炸酥透。醮花椒粉或番茄沙司食用。

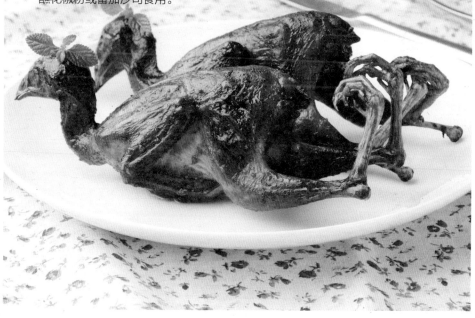

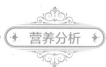

营养分析

鹌鹑含大量蛋白质、脂肪、无机盐、维生素等。其中维生素含量比鸡蛋高1～3倍，且比鸡肉易于消化吸收，更宜于老年人、产妇及体弱者食用，故有"动物人参"之美誉。本品蛋白质含量高而脂肪含量少，有降脂、降血压作用，故为肥胖症、高血压患者的良好食品。

15

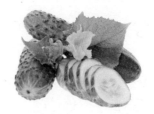

凉凉酸酸拌黄瓜

| 中医观点 |

　　黄瓜，又名胡瓜、王瓜、刺瓜，为葫芦科植物黄瓜的果实，全国各地均有栽培。黄瓜为张骞出使西域引种回来的，故名胡瓜。隋大业四年，为避讳而改名为黄瓜，沿用至今。黄瓜味甘、性凉，入脾经、胃经、大肠经，有清热、利湿、解毒之功，适用于热病烦渴、咽喉肿痛、目赤红肿、水火烫伤等症。《日用本草》言其"除胸中热，解烦渴，利水道"。《陆川本草》言其"治热病身热，口渴，烫伤；瓜干陈久者，补脾气，止腹泻"。

拌黄瓜

制作方法

1. 准备黄瓜1根，白糖8克，盐、葱、姜、蒜、辣椒各少许，米醋、香油各适量。
2. 将姜、蒜、辣椒等择洗干净，切细。
3. 黄瓜洗净，切块，与姜、蒜、葱、辣椒又同放碗中，加盐、米醋、白糖、香油等调味品拌匀即可服食。

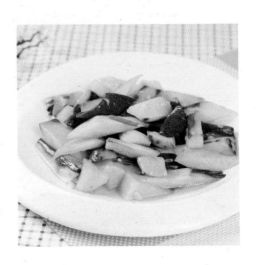

16

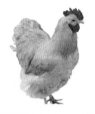

贾母受用野鸡汤

贾母感受风寒病好后，王夫人忙引着凤姐儿过来请安，贾母说道："今日可大好了。方才你们送来野鸡崽子汤，我尝了一尝，倒有味儿，又吃了两块肉，心里很受用。"王夫人笑道："这是凤丫头孝敬老太太的。算他的孝心虔，不枉了素日老太太疼他。"贾母点头笑道："难为他想着，若是还有生的，再炸上两块，咸浸浸的，吃粥有味儿。那汤虽好，就只不对稀饭。"凤姐听了，连忙答应，命人去厨房传话（《红楼梦》第四十三回：闲取乐偶攒金庆寿，不了情暂撮土为香）。

| 中医观点 |

清代《调鼎集》记载："野鸡瓜：去皮骨切丁配酱瓜、冬笋、瓜仁、生姜各丁、菜油、甜酱或加大椒炒。"这说明"野鸡瓜子"这道菜在清代已很普遍，成为侯门公府的家常菜了。

野鸡崽汤

制作方法

1. 准备野鸡（人工养殖）1只，香菇25克，调味品适量。

2. 锅中放适量油烧热后，下鸡块爆炒，而后下清汤适量，武火煮沸后，去沸沫，下入调料，文火煮至鸡肉熟后，加盐调味即可服食。

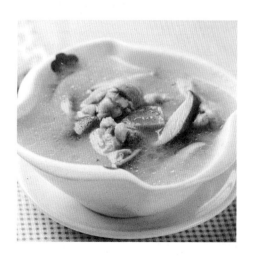

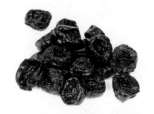

宝玉要喝酸梅汤

　　东边宁府中花园内梅花盛开，贾珍之妻尤氏乃治酒，请贾母、邢夫人、王夫人等赏花（《红楼梦》第五回：游幻境指迷十二钗，饮仙醪曲演红楼梦）。第三十七回中也有"偷来梨蕊三分白，借得梅花一缕魂"之句。《红楼梦》数次提到梅花，如第四十回"雕漆几，也有海棠式的，也有梅花式的，也有荷叶式的，也有葵花式的"。第七回宝钗的"冷香丸"中也有梅花。第五十回专门依"红梅花"三字作诗。第三十四回"情中情因情感妹妹，错里错以错劝哥哥"。宝玉挨打后，专门要喝酸梅汤。这酸梅汤乃梅的果实乌梅制作的汤，有养阴生津作用，是夏日解暑佳饮。

| 历史溯源 |

　　《本草纲目》言其"敛肺涩肠，止久嗽泻痢……蛔厥吐利"。《本经》言其"下气，除热烦满，安心，止肢体痛"。《名医别录》言其"止下痢，好唾口干"。

| 中医观点 |

　　酸梅汤酸甜适口，桂花香味浓郁。但酸梅汤有收涩之性，所以宝玉要喝酸梅汤时，袭人只好拿了有行气活血作用的玫瑰卤子给宝玉吃了小半碗。可见袭人是深知药性的。中医认为，乌梅味酸，性涩、平，入肝经、脾经、肺经、大肠经，有敛肺止咳、涩肠止泻、生津止渴、和胃安蛔之功，适用于肺虚久咳、久泻久痢、虚热消渴、蛔虫腹痛等。

酸梅汤

制作方法

1. 准备乌梅 100 克，桂圆 30 克，白砂糖 50 克。

2. 将乌梅洗净，与桂圆、白砂糖同放锅中，加清水 1500 毫升煮沸后，文火再煮 10 ～ 15 分钟，去渣取汁放凉即可饮用。

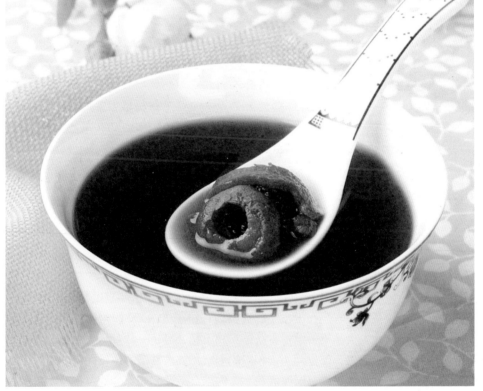

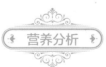
营养分析

　　乌梅含丰富的蛋白质、脂肪、糖类、维生素 C 及矿物质钙、磷、铁、钾等。此外，还含有枸橼酸、苹果酸、琥珀酸等，能促进胆汁分泌，对痢疾杆菌、葡萄球菌、溶血性链球菌、大肠杆菌、肺炎双球菌等有抑制作用。

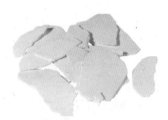

18

人乳拌和茯苓霜

原文赏析

　　钱槐的嫂子拿了一个纸包递与柳家的，说道："昨日有广东的官儿来拜，送了上头两小篓子茯苓霜，余外给了门上人一篓作门礼。你哥哥分了这些，昨儿晚上我打开看了看，怪俊，雪白的。说拿人奶和了，每日早起吃一钟，最补人的。没人奶就用牛奶，再不得就是滚白水也好。"（《红楼梦》第六十回：茉莉粉替去蔷薇硝，玫瑰露引来茯苓霜。）这人奶即人乳汁，"怪俊、雪白的"东西即是茯苓霜。茯苓，为药食两用药物。人乳，为健康产妇的乳汁。

| 历史溯源 |

　　古人因看到茯苓长在老松树的根上，以为它是松树精华所化生的神奇之物，称它为茯灵（茯苓）、茯神或松。晋朝葛洪在他的《神仙传》中就有"老松精气化为茯苓"的说法。其实，茯苓是寄生在松根上的真菌。它长在 20～30 厘米的地下，菌核呈球形或不规则块状，大小不一。别看茯苓其貌不扬，可是一味著名的中药。为了入药方便，人们为它的每个部位都起了相应的名字：外表被覆的一层褐色外皮叫茯苓皮，断面靠外淡红色疏松的一层叫赤茯苓，内部白色致密的部分称白茯苓。还有些茯苓中间有一道松根穿过，靠近树根的部分称茯神，中间的树根则叫它茯神木。

| 中医观点 |

　　茯苓味甘、淡，性平，入心经、肺经、脾经、膀胱经，有健脾益气，利水消肿，宁心安神之功。《神农本草经》言其"主胸胁逆气，忧恚惊邪恐悸，心下结痛，寒热烦满，咳逆，止口焦舌干，利小便，久服安魂魄，养神"。

茯苓霜

制作方法

1. 准备茯苓 100 克，鲜牛奶（或人乳）50 毫升，蜂蜜 8 克。

2. 把茯苓掰成小块，放进盆里，凉水没过茯苓浸泡；2 小时之后，给笼屉上铺上一块干净的纱布，然后再将泡好的茯苓放在纱布上蒸 40 分钟。

3. 40 分钟之后，把蒸好的茯苓取出来，放进搅拌机，加入牛奶，盖上盖子，开始搅拌，一直搅拌到看不到明显颗粒时即可。

4. 再把它们倒进砂锅，用大火烧开，稍微冷却以后，加入适量蜂蜜即成。

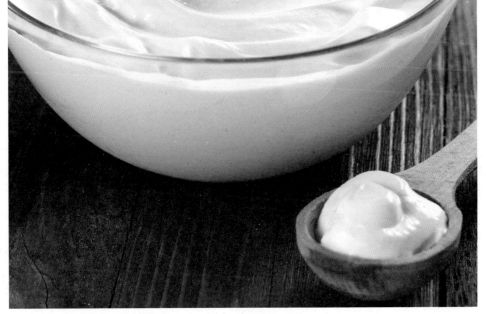

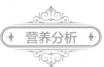
营养分析

　　牛奶中富含维生素 A，可以防止皮肤干燥及暗沉，使皮肤变得白皙、有光泽。牛奶中含有大量的维生素 B_2，可以促进皮肤的新陈代谢。牛奶中的乳清对黑色素有消除作用，可防治多种色素沉着引起的斑痕。茯苓含茯苓多糖、茯苓酸、蛋白质、脂肪、组氨酸、胆碱，常食有益于人体健康。

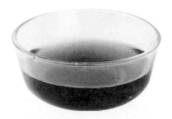

宝玉生日饮黄酒

　　大观园里的姑娘们一面写诗、一面钓鱼、一面吃螃蟹。黛玉放下钓竿，走至座间，拿起那乌梅银花自斟壶来，拣了一个小小的海棠冻石蕉叶杯。丫头看见，知道黛玉要喝酒，忙走上来斟酒，黛玉说："你们只管吃去，让我自斟，这才有趣儿。"说着便斟了半盏，一看却是黄酒，宝玉连忙说有"烧酒"，于是换了烧酒（《红楼梦》第三十八回：林潇湘魁夺菊花诗，薛蘅芜讽和螃蟹咏）。宝玉生日那天，袭人特地向平儿要了一坛绍兴酒，给宝二爷助兴（第六十三回：寿怡红群芳开夜宴，死金丹独艳理亲丧）。

| 营养分析 |

　　黄酒是我国最古老的饮料酒，它是以糯米为原料，酒曲为糖化发酵剂，经酿造而成的。其色泽浅黄或红褐，质地醇厚，口味香甜甘洌，回味绵长，浓郁芳香，而酒精含量体积分数仅为 15% ~ 16%，是比较理想的酒精类饮料。

| 中医观点 |

　　黄酒的药用价值很大，它可以用来浸泡、煎熬、冲调中药，而且效果极好。因为中药的有效成分在水中有的微溶或不溶，而在乙醇中溶解度却很大。白酒虽对中药溶解效果较好，但饮用时刺激性较大，不善饮酒者易出现腹泻、瘙痒等现象。啤酒则酒精含量低，不利于中药中有效成分的溶出。而黄酒则酒精含量适中，是较为理想的药引子。此外，黄酒还是中药膏、丹、丸、散的重要辅助原料。黄酒气味苦、甘、辛、大热，主行药势，杀百邪、恶毒，通经络，行血脉，温脾胃，养皮肤，散湿气，扶肝，除风下气，热饮甚良，能活血，利小便。秋冬温饮黄酒，可活血散寒，通经活络，可有效抵御寒冷刺激，预防感冒。